Dr. Jörg Conradi

# Neue Kräfte bei Erschöpfung

Die besten Rezepturen und Anwendungen mit heimischen und exotischen Pflanzen für neue körperliche und geistige Vitalität

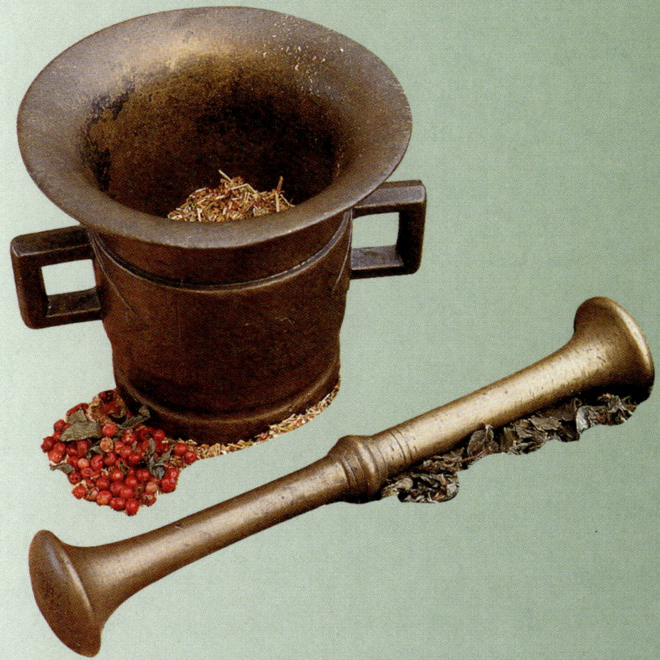

LUDWIG

# Inhalt

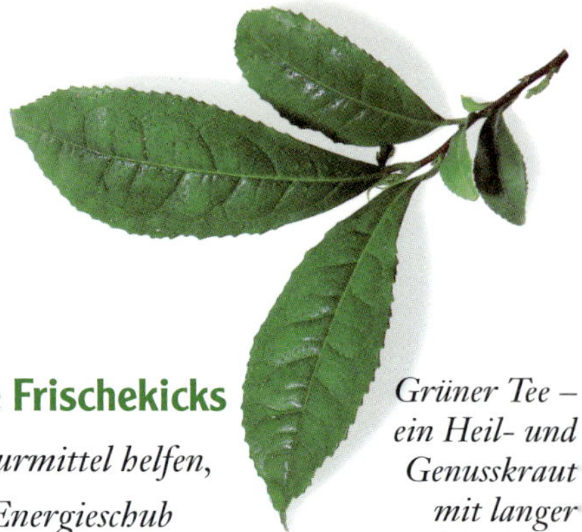

*Grüner Tee – ein Heil- und Genusskraut mit langer Tradition.*



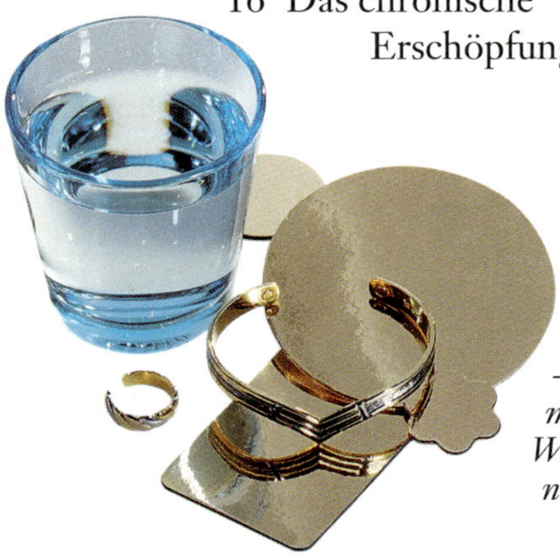

*Auch Magnetpflaster, -folien, -schmuck und magnetisiertes Wasser spenden neue Vitalität.*

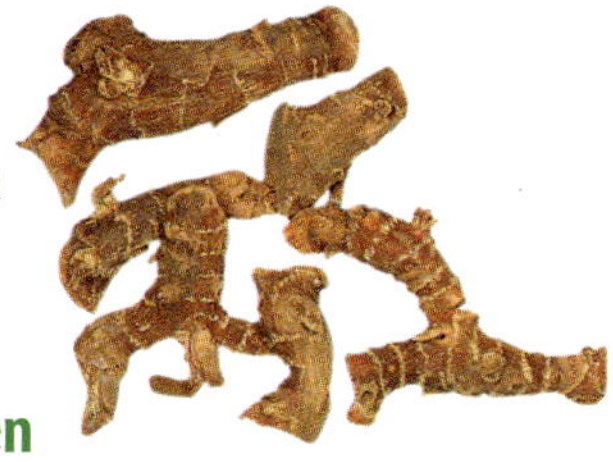

*Die Galgantwurzel ist ein Wachmacher aus China.*

# Sanfte Muntermacher

Müdigkeit kann schön sein. Wer etwa einen erlebnisreichen Tag mit einer Wanderung und anregenden Gesprächen hinter sich hat und danach ermattet in sein Bett fällt, der freut sich richtig auf den Schlaf, weil er weiß, dass er ihm tiefe Erholung geben wird. Oder man denke nur an die selige Müdigkeit von kleinen Kindern, wenn sie getollt haben und dann – noch in den Armen ihrer Eltern – friedlich einschlummern. Müdigkeit kann aber auch fürchterlich sein. Dann nämlich, wenn sie unerwünscht kommt. Wenn man abends zerschlagen ins Bett geht, um am nächsten Morgen genauso zerschlagen wieder aufzuwachen. Oder wenn man immer wieder erschöpft über dem Schreibtisch zusammensackt, beim Autofahren einzunicken droht oder keine Kraft mehr aufbringt, um mit seinem Partner sexuell zu verkehren. Diese Müdigkeit ist nichts außer Qual, ein zäh fließender Strom des Leidens, von dem man unbedingt erlöst werden will.

**Wie der Schmerz, so hat auch die Müdigkeit im Prinzip die Funktion eines Warnsignals. Sie soll uns davor schützen, Körper und Seele mehr zuzumuten, als sie leisten können. Dementsprechend ist ein chronisch müder Mensch nichts anderes als ein Mensch, der ständig Warnsignale erhält. Und es ist wichtig, frühzeitig auf diese Signale zu reagieren.**

## Ständig müde – ein häufiges Problem

Immer mehr Menschen leiden darunter, ständig müde und erschöpft zu sein. Die Zahl der Autounfälle durch Erschöpfung nimmt deutlich zu, Arbeitsunfälle durch mangelnde Konzentration und Müdigkeit verursachen Jahr für Jahr Millionenschäden. Bei einer groß angelegten Umfrage unter Arbeitern gaben rund 40 Prozent zu, sich in den letzten drei Tagen sehr müde und erschöpft gefühlt zu haben. In den Praxen der Allgemeinärzte klagt etwa ein Drittel der Patienten über ständige Müdigkeit und darüber, sich ausgelaugt und kraftlos zu fühlen. Aufputschmittel wie koffeinhaltige Schmerzpillen oder ephedrinhaltige Hustensäfte gehen in Deutschland gleich tonnenweise über die Ladentische, ganz zu schweigen von den unzähligen Verjüngungs- und Vitalisierungspräparaten. Und auch die meisten Zigarettenraucher geben zu, dass sie besonders häufig zum Glimmstängel greifen, wenn sie sich müde fühlen.

## Naturmittel können helfen

Viele der chronisch Müden wissen, dass Aufputschen keine Lösung für ihr Problem ist. Im Gegenteil! Aufputschmittel zehren an den Energiereserven und führen dadurch noch tiefer in die Müdigkeit. Außerdem haben sie oft Nebenwirkungen; man denke nur an das Nikotin der Zigaretten.

Der Blick richtet sich dadurch zunehmend auf natürliche Alternativen. Und genau diese sollen in diesem Buch vorgestellt werden. Es wurde darauf geachtet, nur solche Methoden und Heilmittel zu nehmen, die man sich leicht und preiswert besorgen kann, deren sanfte aufmunternde Wirkung belegt ist und von denen wenig bis keine Nebenwirkungen zu erwarten sind.

Dem einen oder anderen wird es vielleicht befremdlich vorkommen, dass man einige der Kräuter auch wie eine Pfeife oder eine Zigarette rauchen kann. Doch diese Bedenken können ganz leicht zerstreut werden. Denn wer zwei- bis dreimal pro Tag – und auch das bloß für ein paar Tage oder sogar nur nach Bedarf – ein harmloses Kraut raucht, fügt sich sicherlich keinen Schaden zu. Da ist der Aufenthalt in einem Autobahnstau oder einer gut besetzten Kneipe weitaus problematischer. Und Raucher können ganz nebenbei durch die Kräuterzigaretten ihren »normalen« Nikotinkonsum deutlich verringern.

**Müdigkeit ist ein sicheres Zeichen dafür, dass wir über unsere energetischen Verhältnisse leben: Wir rauben uns mehr Energien, als dass wir sie uns zuführen. Mit Naturheilmitteln können wir ausgleichend auf diese Dysbalance einwirken.**

## Langfristige Änderungen tun Not

Bei aller Wirksamkeit der beschriebenen Mittel und Methoden sollte jedoch eines nicht übersehen werden: Sie ändern keinen Lebensstil. Wer zu viel arbeitet und zu wenig schläft, wer immer aktiv sein muss und nie abschalten kann, wer stets mit der Uhr denkt, fühlt, isst und spricht, der wird durch die beschriebenen Naturheilmittel wohl eine Linderung seines Müdigkeitsproblems erfahren können, aber sicherlich keine letztendliche Lösung. Denn kein Mittel der Welt kann uns helfen, wenn wir ständig über unsere energetischen Verhältnisse leben. Der Weg zu fortwährender Wachheit, Vitalität und Frische – er führt letzten Endes immer über unsere Einstellung zum Leben.

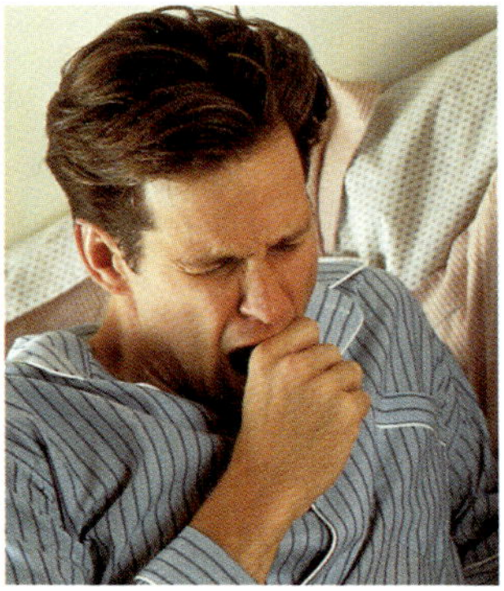

*Immer hundemüde? Damit kann jetzt Schluss sein!*

# Das große Gähnen

## Wie Müdigkeit entsteht

Vom Prinzip her ist es eigentlich nicht schwer, sich das Entstehen von Müdigkeit zu erklären. Im Zentrum dieses Prinzips steht der Begriff »Homöostase«. Und dieser Begriff heißt in Bezug auf unseren Energiehaushalt im Organismus nichts anderes, als dass sich die energieverzehrenden Kräfte mit den energiewiederherstellenden Kräften die Waage halten müssen.

Am besten wird dieser Mechanismus am Beispiel des Sports verdeutlicht. Nehmen wir einen relativ untrainierten Gelegenheitssportler, der beschließt, fünf Kilometer zu joggen. Er bringt diese Strecke auch tatsächlich hinter sich, doch er fühlt sich dementsprechend erschöpft. Seine Energiereserven sind weitgehend geleert, und sein Körper wird eine gewisse Zeit brauchen, um sie wieder aufzufüllen.

**Müdigkeit an und für sich gibt es nicht. Die Erschöpfung durch harte körperliche Arbeit beispielsweise ist etwas vollkommen anderes als das psychische Ausgebranntsein, wie wir es vor allem in sozialen Berufen finden. Und diese beiden Müdigkeiten müssen auch vollkommen unterschiedlich behandelt werden.**

## Die Energiedepots sind leer

Doch unser Sportler beschließt, direkt einen Tag nach seinem Jogging-Event noch einmal fünf Kilometer zu laufen. Das Ergebnis fällt frustrierend aus. Schon nach einem Kilometer kriegt er kein Bein mehr nach vorne. Die Muskeln schmerzen, und er ist jämmerlich außer Puste. Der Grund: Er hat versucht, seinem Körper hohe Belastungen aufzubrummen, obwohl dessen Energiereserven noch nicht wiederhergestellt waren. Die Folge: Unser Hobbysportler fühlt sich unendlich schlapp. Und das nicht nur körperlich. Auch geistig herrschen Leere und Frust, und der sorgt auch noch dafür, dass die Müdigkeit mit einem Schuss Aggressivität garniert wird.

Richtig wäre gewesen, nach dem Fünf-Kilometer-Lauf mit der nächsten Anstrengung zwei bis drei Tage lang zu warten. Die Energiedepots hätten sich innerhalb dieser Zeit wieder aufgefüllt, und nicht nur das, sie hätten sich sogar mehr mit Energie gefüllt, als dies zuvor der

Fall war, weil sie den Körper nach dem ersten Jogging-Event auf weitere Folgeläufe vorbereiten wollen. Doch diese Zeit ließ ihnen der Hobbysportler nicht – er verschwendete enorme Energien, wo er Energien hätte sparen sollen.

**Müdigkeit hat niemals nur eine Ursache und auch niemals nur ein Symptom. Es ist eines ihrer wesentlichen Kennzeichen, dass es sich bei ihr um eine multifaktorielle und multisymptomatische Störung handelt.**

## Erschöpfung hat viele Gesichter

Nicht anders als bei dem Beispiel mit dem Jogger verhält es sich im Alltag. Auch hier sind Erschöpfung und Müdigkeit letzten Endes das Produkt eines fehlenden Ausgleichs von Energieverzehr und Energiewiederaufbau. Die Gründe und auch die Symptome für diese Dysbalance können vielschichtig sein.

Neben den äußeren Faktoren wie Stress, Schlafmangel oder falscher Ernährung können auch Krankheiten oder bestimmte körperliche Beschwerden chronische Erschöpfung auslösen. Zu solchen Ursachen für ständige Müdigkeit gehören z. B. Depressionen, das chronische Erschöpfungssyndrom (CFS) sowie ein niedriger Blutdruck.

### Ursachen und Symptome chronischer Müdigkeit

**Ursachen**

- Zu wenig Schlaf
- Das Ignorieren der inneren Uhr
- Flucht vor Überforderung
- Stress
- Ernährungsfehler
- Harte körperliche Arbeit
- Harte geistige Arbeit
- Organische Beschwerden oder Krankheiten, wie etwa niedriger Blutdruck oder das chronische Erschöpfungssyndrom (CFS)
- Psychische Schwierigkeiten, wie z. B. Depressionen

**Symptome**

- Abgeschlagenheit
- Burnout
- Ständiges Gähnen
- Potenzschwäche
- Sexuelle Unlust
- Willens- und Entscheidungsschwäche
- Häufige Frustrationen
- Häufige Aggressionen
- Konzentrationsschwäche
- Lernschwäche
- Geistesabwesenheit

## Spezielles Symptom – sexuelle Müdigkeit

Impotenz und sexuelle Unlust zählen zu jenen Formen von Müdigkeit, die sich auf das Sexualleben beziehen. Sexuelle Unlust ist meistens psychisch bedingt; zu den häufigsten Ursachen zählen Probleme in der Partnerschaft, Stress und Depressionen. Ganz anders verhält es sich bei Potenzschwäche: 70 Prozent aller Erektionsstörungen sind körperlich bedingt.

Genaue Zahlen zur Häufigkeit von sexueller Müdigkeit existieren nur zur Impotenz. Aus einer Studie von 1994 geht hervor, dass ca. 50 Prozent aller 40- bis 70-jährigen Männer unter irgendeiner Form von Erektionsstörungen leiden. Männer, die rauchen, haben ein doppelt so hohes Impotenzrisiko wie Nichtraucher! Nikotin sorgt nicht nur für Durchblutungsstörungen, die eine Erektion verhindern können. Als Nervengift blockiert es auch jene Mechanismen, die dafür sorgen, dass das Blut während der Erektion im Glied festgehalten wird.

**Der Glaube an die potenzfördernde Wirkung von Nashornpulver ist uralt und nicht tot zu kriegen. Glücklicherweise werden jedoch die meisten Käufer des Pulvers übers Ohr gehauen: Wer auf dem Markt von Shanghai ein Säckchen Nashornpulver kauft, kann davon ausgehen, dass sich darin nicht ein Gramm echtes Nashornmaterial befindet. Den Tierschützer freut's.**

### Liebestränke oder Liebestöter?

Naturheilmittel haben in der Behandlung von Potenzschwäche und sexueller Unlust eine lange Tradition. Doch nicht alle der volksmedizinischen Anwendungen halten, was sie versprechen:

- Nashornpulver dezimiert allenfalls den Rhinozerosbestand in der Welt, Belege für seine potenzsteigernde Wirkung fehlen.
- Gleiches gilt für den Penisknochen des Tigers. Dass er müde Männer munter macht, behauptet zwar die Legende, medizinische Beweise dafür gibt es jedoch nicht.
- Cremes mit Paprika und Cayennepfeffer fördern wohl die Durchblutung an den Geschlechtsorganen, auf Eichel oder Vaginalschleimhaut sorgen sie jedoch für ein starkes, ganz und gar lusttötendes Brennen. Und wer Sex haben will, aber kein Kind, kann mit den Cremes noch ein weiteres Problem bekommen. Denn diese enthalten Fett – und das provoziert Risse im Gummi von Kondomen.
- Ein uralter Klassiker zur Behebung von Potenzschwäche und sexueller Unlust ist die Spanische Fliege. Es handelt sich dabei um den Wirkstoff Cantharidin, der aus einem Käfer gewonnen wird. Der

Nachteil dieses Stoffs ist, dass er aggressiv ist und somit Haut und Schleimhäute reizt. In Deutschland ist er daher nur in homöopathischer Dosierung erlaubt – und ob er dann noch wirksam ist, muss bezweifelt werden.

▶ Auch zu Hirschhornsalz und Stierhodenextrakt fehlen die Wirksamkeitsbelege, Letzteres wird außerdem hierzulande nur in extrem geringen Konzentrationen angeboten.

**Die traditionelle chinesische Medizin hat eine eigene Fachrichtung (Yangsheng), die sich darauf spezialisiert hat, »die Lebenskraft zu pflegen«, da sie sexuelle Lustlosigkeit oder Impotenz immer im Zusammenhang mit einer allgemeinen Schwächung der Lebensenergie sieht.**

## Stimulanzien für sexuelle Sinnesfreude

Wissenschaftlich belegt sind dagegen die potenz- und libidosteigernden Eigenschaften von Yohimbe, Damiana, Potenzholz und Bischofsmütze. Im Fall von Damiana ist allerdings noch unklar, welcher chemische Stoff für die Wirkung verantwortlich sein könnte. Besser verhält es sich da mit den Kenntnissen der Chemie zu Yohimbe und Potenzholz, wobei das Letztere den Vorteil für sich hat, absolut risikofrei zu sein. Für die Bischofsmütze schließlich – ein Kraut der traditionellen chinesischen Medizin – spricht ihr ganzheitlicher Ansatz: Sie kräftigt den Menschen als körperlich-seelische Einheit – und damit auch seine Fähigkeit zu lieben.

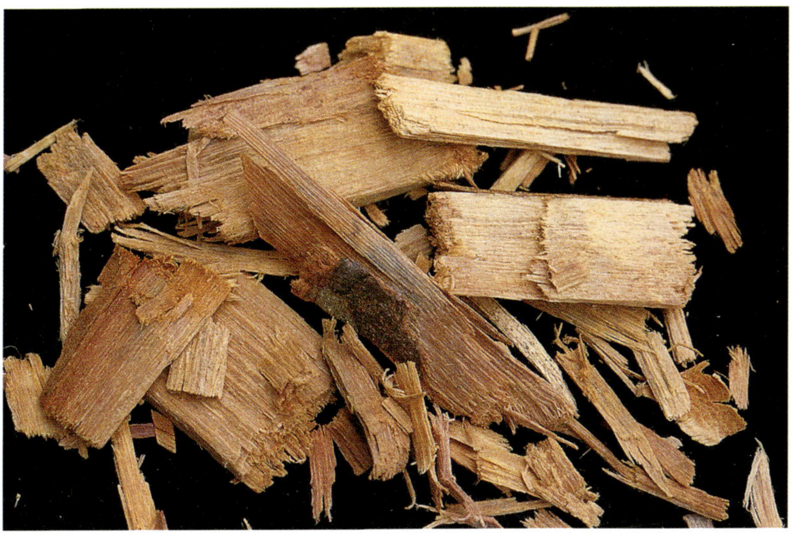

*Potenzholz stammt von einem in Brasilien heimischen Busch, der dort Muira puama heißt und eine lange Tradition als sexuelles Stimulans für beide Geschlechter besitzt.*

# Müdigkeit durch Stress

Stress gehört zu den typischen Phänomenen unserer Zeit. Die Überforderung durch Arbeit und Familie, durch Erwartungs- und Leistungsdruck in fast allen Lebensbereichen scheint geradezu ein Merkmal des modernen Menschen zu sein. Ständig muss er seinen Lebensentwurf neu definieren, Entscheidungen treffen und seine Beziehungen zu anderen Menschen überarbeiten. Vorbei sind jene Zeiten, als man noch beruhigt auf Traditionen und alte vorgegebene Verhaltensmuster zurückgreifen konnte, als Familie, Beruf und Religion noch stabile Eckpfeiler des Lebens waren.

Der Mensch der Gegenwart läuft ständig auf Hochtouren. Zwar arbeitet er wesentlich weniger als je zuvor, doch dafür wird er in der Arbeit härter gefordert, und auch die Beziehungen zu den Kollegen sind problematischer als früher. Die Freizeit mutiert mehr und mehr zum Zwang, ständig aktiv zu sein, anstatt sich – wie es früher üblich war – einfach auszuruhen. All dies bedeutet konkret: Es werden haufenweise Energien gefordert, doch auf der anderen Seite ist nur wenig Gelegenheit, die Energiedepots wieder aufzufrischen. Müdigkeit und Erschöpfung sind vorprogrammiert.

**Stress gehört sicherlich zu den Hauptursachen von Müdigkeit und Erschöpfung. Bei seiner Bewältigung helfen so genannte adaptogene Pflanzen wie Ginseng und Tragant.**

## Abhilfe durch Änderung der Lebensumstände

Es bestehen zahlreiche Möglichkeiten, das Stressproblem und die mit ihm einhergehende Müdigkeit in den Griff zu bekommen. Man kann im Beruf zurückschrauben, sich vom Leistungsdruck abnabeln, sich mehr Zeit für die Familie nehmen. Oder man kann die kurzen Entspannungsphasen vertiefen, beispielsweise durch Entspannungstechniken wie autogenes Training oder Biofeedback, oder auch einfach nur dadurch, einen Spaziergang im Wald zu unternehmen, anstatt sich die hektischen Flimmerbilder im Fernsehen anzuschauen. All dies erfordert jedoch die Bereitschaft, das Leben umzustrukturieren. Doch das ist nicht einfach. Oft stehen äußere Zwänge, aber auch innere Hemmungen im Weg.

### Abhilfe mit Alternativmedizin

Eine andere Möglichkeit, Stress wirksam zu bekämpfen, sind so genannte adaptogene Heilpflanzen, die in diesem Buch vorgestellt werden. Darunter versteht man Pflanzen, die unseren Körper und unsere Psyche in die Lage versetzen, besser mit Stressreizen umzugehen. Zu ihnen zählen neben Galgant, Ginseng und Kava-Kava noch Katzenminze, Melisse, Noni und Tragant. Es muss also nicht immer gleich der Griff zu Psychopharmaka sein.
Eines bleibt allerdings zu bedenken: Eine letztendliche Lösung des Stressproblems bietet auch eine Therapie mit adaptogenen Heilpflanzen nicht. Die einzige Lösung heißt: den Stress reduzieren, die Entspannungsphasen vertiefen und verlängern. Doch die adaptogenen Heilpflanzen bieten wenigstens eine vorübergehende Linderung – und sie können uns dabei helfen, vom Leben eines Stressoholics allmählich zum Leben eines Entspannungskünstlers überzuwechseln.

**Schlaflosigkeit ist zur Volkskrankheit geworden. Mittlerweile leiden etwa 30 Prozent der deutschen Bevölkerung an Schlaflosigkeit, und die Schlafforschung geht davon aus, dass die Hälfte von ihnen behandlungsbedürftig ist.**

## Müdigkeit durch Schlafprobleme

Schlafen bedeutet Energien auffrischen, die zuvor im wachen Zustand aufgebraucht wurden. Und das nicht nur im physiologischen Sinn, dass wieder Glykogen- und Fettdepots aufgebaut werden, sondern auch im psychischen Sinn. Denn wer gut schläft, der träumt, und wer träumt, arbeitet psychisch all das auf, was ihn zuvor belastet hat. Der Traum spielt eine wichtige Rolle in unserer Psychohygiene – dementsprechend wichtig ist er für den Aufbau unserer geistigen Energien. Und wer über einen gesunden Energiehaushalt verfügt, bei dem hat Müdigkeit keine Chance!

### Qualität und Quantität entscheiden

Mit dem Schlafen sieht es derzeit jedoch nicht gut aus. Die durchschnittliche Schlafdauer hat sich in den letzten Jahrzehnten dramatisch verkürzt. Die meisten Menschen schlafen zu wenig, weniger als die acht bis neun Stunden, die als notwendig gelten, um Geist und Körper zu regenerieren. Der Mensch von heute schläft durchschnittlich sieben Stunden pro Nacht, und auf das – in südlichen Ländern selbstverständliche – Nickerchen am Nachmittag wird ohnehin verzichtet. Der Schlaf ist aber nicht nur mengenmäßig reduziert, sondern auch qualitativ schlechter geworden: zu wenig Träume, unruhige Wechsel der einzelnen Schlafphasen, geringe Schlaftiefe. Und dies bedeutet, dass selbst jene Menschen, die es schaffen, sich ihre notwendige Schlafzeit zu nehmen, sich am nächsten Morgen wie gerädert und völlig unausgeruht fühlen.

**Das Nicht-abschalten-Können sorgt bei vielen Menschen dafür, dass der gesunde Schlummer gestört ist. Untersuchungen ergaben geschlechtsspezifische Unterschiede: Während Frauen oft über zwischenmenschliche Probleme grübeln und nicht in den Schlaf kommen, finden Männer eher durch berufliche Sorgen keine Ruhe.**

## Tipps und Tricks für einen erholsamen Schlaf

▶ Immer zur gleichen Zeit aufstehen und zu Bett gehen hilft. Auch das exzessive Ausschlafen am Wochenende sollte so weit wie möglich abgestellt werden.
▶ Schaffen Sie günstige Schlafbedingungen (dunkel und ruhig, genügend großes Bett).
▶ Vor der Nachtruhe sollten Sie keine opulenten Mahlzeiten mehr einnehmen. Vor allem fett- oder eiweißreiche Speisen hindern das Nervensystem daran, auf Entspannung umzuschalten.
▶ Unmittelbar vor der Nachtruhe keine geistigen oder körperlichen Kraftakte mehr! Das Abschalten ist bester Gewährsmann für die Nachtruhe.
▶ Für Genussmittel und Medikamente gilt: nur wenig Alkohol und überhaupt keine Zigaretten und Aufputschmittel. Ein Schlummertrank macht zwar müde, verursacht aber Durchschlafstörungen.
▶ Zur Unterstützung können sanfte Schlummerhilfen eingesetzt werden. Zu ihnen zählen Heilpflanzen wie Calea, Goldmohn, Johanniskraut, Kreuzblume, Melisse, Noni und Passionsblume (Rezepte und Anwendungshinweise dazu siehe Seite 48ff.).
▶ Große Chancen zur Schlafförderung besitzt auch die Magnettherapie, da das Schlafzentrum im menschlichen Gehirn stark von magnetischen Feldern beeinflusst wird. Sie wird – wie auch die genannten Heilpflanzen – in diesem Buch (Seite 50ff.) vorgestellt.

# Müdigkeit und Ernährung

Die Ernährung beeinflusst unseren gesamten psychisch-körperlichen Zustand und damit auch den Grad unserer Fitness und unserer Wachheit. Es gibt Nahrungsmittel, die rauben uns Kraft und Vitalität, wie es auf der anderen Seite Nahrungsmittel gibt, die uns dabei helfen, unsere Energiedepots zu füllen.

Zahlreiche Stoffe sind dafür bekannt, dass ihr Mangel zu Abgeschlagenheit und Müdigkeit führt. Dazu zählen die meisten Vitamine, vor allem aber die Vitamine der B-Gruppe sowie die Vitamine E, C und A. Bei den Mineralien schlägt sich vor allem der Mangel von Mangan, Eisen, Kupfer und Magnesium negativ nieder. Und wer wirklich dauerhaftes Glück und gute Laune empfinden will, muss darauf achten, dass er in ausreichendem Maß die Aminosäuren Phenylalanin und Tryptophan zu sich nimmt, weil diese für die Synthese stimmungsaufhellender Hormone gebraucht werden.

Ob allerdings die Extrazufuhr der genannten Stoffe oder anderer Substanzen tatsächlich auch hilft, bereits bestehende Müdigkeit zu beseitigen, ist fraglich und wissenschaftlich alles andere als belegt. Die oft empfohlenen Nahrungsmittelergänzungen in Form von Eiweißpulvern, Vitaminpillen, Eiweißriegeln o. Ä. lassen die Wünsche nach mehr Fitness und Wachheit meistens unerfüllt. Sinnvoller ist es, sich einen individuellen Fitmacherspeiseplan aus natürlichen Nahrungsmitteln zusammenzustellen.

**Unter den Nährstoffen sind es vor allem die tierischen Fette, die uns müde machen. Eine Reduzierung bewirkt mitunter Wunder: In einer US-Studie an Patienten mit mittleren und schweren Depressionen konnten erstaunliche Verbesserungen erzielt werden, indem man die Patienten fettarme Kost essen ließ.**

## Essen macht müde oder munter

| Nahrungsmittel, die müde machen | Nahrungsmittel, die munter machen |
|---|---|
| Aal, Alkohol, Colagetränke, Dosenware, Fertiggerichte, Fette, Saucen, Innereien, Kaffee, Limonaden, Rindfleisch, Schweinefleisch, Süßwaren | Avocado, Banane, grüner Tee, Guarana, Joghurt, Kartoffeln, Kefir, Kiwi, Mate, Meerrettich, Oliven, Pastinaken, Reis, Rote Bete, Seefisch (mit Ausnahme von Aal), Zuckererbsen |

**Die Avocadofrucht enthält überdurchschnittlich große Anteile an Leuzin und Isoleuzin. Diese Stoffe werden von unserem Körper benötigt, um das Gute-Laune-Hormon Serotonin zu bilden.**

# Müdigkeit und Depressionen

Dass Müdigkeit und Depressionen eine enge Verbindung eingehen können, wird vielfach übersehen. Dabei existieren zahlreiche Hinweise für diesen Zusammenhang. So gehören Schlafstörungen zu den typischen Symptomen einer klinischen Depression, denn beiden Phänomenen liegen Störungen im Neurotransmitterhaushalt zugrunde. In der psychiatrischen Therapie macht man sich denn auch den Schlafentzug als so genannte Wachtherapie zunutze, um Depressionen zu behandeln.

Auf der anderen Seite führt Schlaflosigkeit oft zu depressiven Verstimmungen. Der Grund hierfür liegt auf der Hand: Wer sich abgeschlagen und müde fühlt, dem passieren häufiger Fehler, und wem häufiger Fehler passieren, der wird häufiger frustriert und dementsprechend in seiner Stimmungskurve nach unten gedrückt.

**Die Flucht in die Müdigkeit hat tiefe Wurzeln in unserer Evolution. Denn sie ähnelt sehr dem Totstellreflex, wie man ihn aus der Tierwelt kennt. Sich tot stellen, um vom nahen Feind verschont zu werden, ist dort überaus häufig.**

## Fluchtmöglichkeit Müdigkeit

Ein weiterer wichtiger Aspekt ist die so genannte Flucht in die Müdigkeit. Darunter versteht man die Neigung mancher Menschen, vor dem Leistungsdruck und dem Stress des Alltags in Müdigkeit und Schlaf zu flüchten. Sie zeigen sich lustlos und passiv, von ihrer Umwelt müssen sie sich als apathisch, lethargisch, träge und nur wenig belastbar bezeichnen lassen. Ihre seelische Ermüdung ist jedoch eine depressive Reaktion auf Überforderung.

Chronischer Stress führt nicht selten zum Rückzug in die Müdigkeit – vor allem dann, wenn die Betroffenen schon als Kind gelernt haben, sich vor stressigen und unlösbaren Aufgaben in Passivität und Schwäche zu flüchten. Der Psychoanalytiker Sigmund Freud beschrieb diesen Rückzug als Allgemeinhemmung, und er verstand darunter eine Funktionseinschränkung des Ichs, die meist mit Depressionen einhergeht. Sie läuft unbewusst ab, mit anderen Worten, der betreffende Mensch merkt gar nicht, dass er mit seinem Verhalten vor Stress und Überforderung davonläuft.

### Kräuter für die Seele

Die Naturheilkunde kennt durchaus einige Mittel gegen die depressive Müdigkeit. Zu ihnen gehören Betelnuss, Johanniskraut, Katzenminze, Kava-Kava, Goldmohn und Kreuzblume, die alle in diesem Buch vorgestellt werden. Es sei jedoch hinzugefügt, dass sie nur bei gelegentlichen Stimmungstiefs sowie leichten und – im Fall von Johanniskraut – mittelschweren Depressionen angezeigt sind. In schweren Fällen von Depression ist unbedingt der Facharzt (Psychiater, Neurologe, Psychoanalytiker) zu konsultieren.

**Frauen leiden erheblich häufiger unter niedrigem Blutdruck als Männer. Verantwortlich dafür sind wahrscheinlich die hormonellen Unterschiede: Männliche Sexualhormone wirken meistens blutdrucksteigernd.**

## Schlappmacher niedriger Blutdruck

Der niedrige Blutdruck – die Hypotonie – ist eine der häufigsten Ursachen für chronische Müdigkeit. Hypotoniker haben große Probleme, morgens aus dem Bett zu kommen und abends einen Fernsehfilm bis zum Ende zu sehen. Tagsüber fallen sie immer wieder in tiefe Löcher körperlicher und geistiger Abgeschlagenheit.

Dennoch passt der Hypotoniker eigentlich nicht so richtig hinein in das klassische Müdigkeitsbild. Denn die Müdigkeit ist bei ihm nicht das Resultat einer fehlenden Balance von Energieverbrauch und Energiewiederherstellung, sondern die Folge eines Versorgungsproblems. Der Blutfluss in den Arterien ist bei Hypotonikern einfach zu schwach, mit der Konsequenz, dass es vor allem an jener Stelle zu Versorgungsproblemen kommt, wo das Blut mit besonders viel Druck durchgepumpt werden müsste. Und diese Stelle ist nun einmal das Gehirn, weil es vom Herz aus am weitesten gegen die Schwerkraft nach oben entfernt ist.

Die Folge: Der Hypotoniker fühlt sich immer wieder müde und von Gähnattacken heimgesucht, und wenn er allzu abrupt aus der Liegeposition in den Stand wechselt, wird ihm schwindlig.

Wir stellen in diesem Buch daher auch einige Naturheilmittel, wie etwa Rosmarin, Weißdorn und Meerträubel, gegen den niedrigen Blutdruck vor (Rezepte und Anwendungen siehe Seite 64ff.).

# Das chronische Erschöpfungssyndrom

## Müdigkeit als Krankheit – CFS

Ständig müde zu sein, kann tatsächlich eine Krankheit sein: das chronische Erschöpfungssyndrom (englisch: Chronic Fatigue Syndrome, kurz CFS). Und CFS ist durchaus keine neue Krankheit; in den Blickpunkt der Öffentlichkeit geriet sie allerdings erst Anfang der 1980er Jahre. Auch die Zahl der Betroffenen ist weit höher, als man annimmt: Allein in Deutschland wird sie auf etwa vier Millionen geschätzt, in den USA soll ein Fünftel der Bevölkerung zumindest erheblich CFS-gefährdet sein.

**Die Symptome des chronischen Erschöpfungssyndroms ähneln zum Teil stark dem Erscheinungsbild der Fibromyalgie. So werden beim CFS in 90 Prozent aller Fälle Muskel- und Gelenkschmerzen beobachtet.**

## Wie man CFS sicher diagnostiziert

▶ Schwere Abgeschlagenheit, verbunden mit einer Reduzierung der üblichen Aktivität um 50 Prozent für die Dauer von mindestens sechs Wochen

▶ Ausschluss aller anderen Erkrankungen, die zu den oben genannten Beschwerden führen können (wie z. B. Diabetes mellitus, Blutarmut, Vitamin- und Mineralmangelzustände, Vergiftungen, niedriger Blutdruck, Alkoholmissbrauch und andere Drogenabhängigkeiten, Tumorerkrankungen usw.)

## Nebensymptome von CFS

▶ Mäßiges Fieber und Frösteln

▶ Schmerzende Lymphknoten

▶ Allgemeine Muskelschwäche und Muskelschmerzen (aber kein Muskelschwund!)

▶ Erhebliche Erschöpfung nach Anstrengungen, die den Patienten früher nicht in diesem Ausmaß belastet hätten

▶ Kopfschmerzen, die sich in Häufigkeit, Art und Schwere von Kopfschmerzen unterscheiden, wie sie vor der Erkrankung auftraten

▶ Gelenkschmerzen ohne Rötung und Schwellung der Gelenke

- Neuropsychiatrische Beschwerden (vor allem Lichtscheu, deutliche Vergesslichkeit, Konzentrationsschwäche und gelegentliche Verwirrtheitszustände)
- Schlafstörungen

## Zusammenhang mit Viruserkrankungen

Als einer der Hauptverursacher von CFS gilt ein Virus mit dem Namen »HHV-6«, einem Vertreter aus der Familie der Herpesviren. Das Virus wurde 1985 zum ersten Mal isoliert, und zwar an einem Patienten, der glaubte, an AIDS erkrankt zu sein.
Auch wenn HHV-6 nicht zwangsläufig zum Tod führt wie das für AIDS zuständige HI-Virus, verrichtet es seine zerstörerische Arbeit recht gründlich. So greift es das Immunsystem an erheblich breiterer Front an: Im Labor überlebten Immunzellen zusammen mit HIV weit länger als mit HHV-6, d. h., wenn sich HHV-6 im Körper breit macht, dann führt es – ähnlich wie das AIDS-Virus HIV – zu einer Schwächung des Immunsystems. Diese Schwächung verläuft allerdings schleichend; sie wirft den Menschen nicht mit einem Schlag um, sondern raubt ihm allmählich die Kraft und höhlt seine Energiedepots langsam von innen aus.
Ein weiteres Virus, das sich bei CFS-Patienten häufiger finden lässt, ist das Epstein-Barr-Virus, abgekürzt EBV. Auch dieses Virus beeinträchtigt die Arbeit des Immunsystems, wobei es speziell die B-Lymphozyten im Visier hat.

**CFS – eine ansteckende Krankheit? Ob und in welchem Maß bei CFS Ansteckungsgefahr besteht, ist bis heute umstritten. Es kommt immer wieder zu lokalen Häufungen der Krankheit, weswegen auch manche Mediziner sie für extrem ansteckend halten. Andererseits bekommen die Angehörigen von CFS-Patienten nur selten diese Krankheit. Entscheidend für die Ansteckungsgefahr scheint der individuelle Zustand des Immunsystems zu sein.**

## Die natürliche Therapie

Der Zusammenhang von CFS mit Viruserkrankungen und Immunschwäche macht es sinnvoll, diese Krankheit mit abwehrstärkenden und virostatischen bzw. antiviralen Mitteln zu behandeln. Die Naturheilkunde hat hier einige Mittel parat wie grünen Tee, Betelnuss, Nonifrucht, Tragant und Yamswurzel. Darüber hinaus gilt es aber auch, typische Symptome, wie etwa die Depressionen, Erschöpfungszustände und Schlafstörungen, zu behandeln.

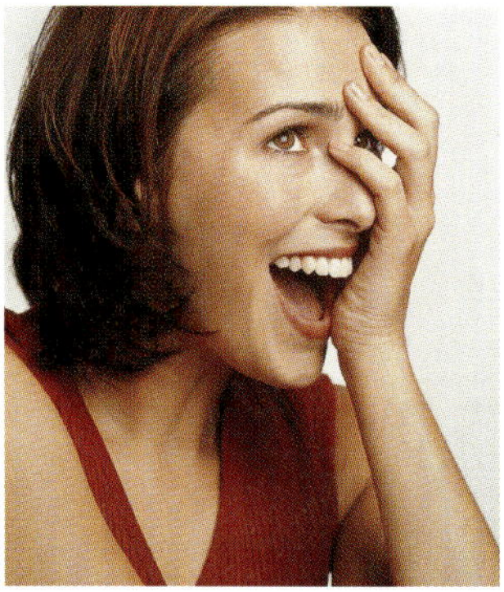

*Natürliche Muntermacher sorgen für frischen Wind in Ihrem Alltag.*

**Die Cupanaliane wird heute gezielt angebaut, um aus ihr Guarana zu gewinnen. Hauptanbaugebiete sind Brasilien, Venezuela und Paraguay. Die Cupanaplantagen ähneln unseren Hopfenfeldern.**

# Schnelle Frischekicks

## Guarana (Paullinia cupana)

Guarana entstammt einer südamerikanischen Liane, der so genannten Cupanaliane. Wann die Indianer des Amazonasgebiets auf die Idee kamen, die Schale der getrockneten Guaranasamen abzulösen, um dann den Sameninhalt zu rösten, zu zerkleinern und schließlich mit Wasser und Maniokmehl zu einer stangenförmigen Paste zu verarbeiten, ist nicht bekannt. Die erste schriftliche Beschreibung der Guaranapaste stammt aber bereits aus dem Jahr 1669 und wurde von einem Jesuitenpfarrer verfasst.
Die Indianer schätzen Guarana als Tonikum und Anregungsmittel bei Ermüdungserscheinungen und Kopfschmerzen; im peruanischen Amazonasgebiet gilt die Pflanze als Aphrodisiakum. In der Phytotherapie und Alternativmedizin wird sie zur Behandlung von Migräne, ständig wiederkehrender Müdigkeit, Kaffeesucht und leichten Depressionen eingesetzt. Die Homöopathie verwendet eine Tinktur aus reifen Samen zur Behandlung von Kopfschmerzen. In jüngerer Zeit wird Guarana neben anderen Muntermachern auch gern den Drinks für die Technoszene zugemischt.

### Wirkung

Was in Guarana munter macht, ist eine Art gestrecktes Koffein mit stimmungsaufhellender Wirkung. Kein anderes Genussmittel enthält so viel Koffein wie Guarana. So ist der Koffeingehalt von Guarana achtmal so hoch wie der von Mate und dreimal so hoch wie der von Kaffee. Dennoch sorgt Guarana nicht für den schnellen Koffeinkick, sondern für einen Koffeinniveau im Körper, das sich erst langsam entwickelt, dafür aber auch über mehrere Stunden anhält. Der Grund: Wie bei Mate- und grünem Tee ist das Koffein an Gerbsäuren gebunden, die das anregende Alkaloid erst nach und nach freigeben.

Hinsichtlich seiner stimulierenden Wirkungen ist Guarana allen anderen Koffeinquellen weit überlegen. Die Wirkung ist intensiver und wird außerdem mitunter von sexueller Erregung begleitet – nicht umsonst wird Guarana in Südamerika noch heute als Aphrodisiakum eingesetzt. Andererseits hemmt Guarana Durst- und Hungergefühle sowie depressive Verstimmungen. In der Phytotherapie gilt es anerkanntermaßen als ungefährliches und mildes Antidepressivum.

**Das Innere der Cupanasamen erinnert an ein weit aufgerissenes Auge. Nicht zuletzt deshalb feiern die Indianer im Amazonasgebiet die Zubereitung dieser Samen – Guarana – als einen der wirksamsten Muntermacher überhaupt.**

### Nebenwirkungen

Guarana enthält überaus viel Koffein; dementsprechend kann es bei hohen Dosierungen (mehr als ein Teelöffel Guaranapulver pro Tag) zu beschleunigtem Herzschlag (Tachykardie), gesteigertem Drang zum Wasserlassen, Schlaflosigkeit und Verdauungsbeschwerden kommen. Aufgrund der Koppelung des Koffeins an Gerbsäuren besteht bei den brasilianischen Lianensamen jedoch kein größeres Risiko als bei Kaffee. Die oft (vor allem von Technogegnern) beschworene Gefahr einer Abhängigkeit durch Guaranagebrauch beruht auf Vermutungen, nicht aber auf konkretem Wissen. In der Phytotherapie wird Guarana sogar dazu eingesetzt, Menschen mit Kaffeesucht zu heilen. Schwangeren ist allerdings immer vom Gebrauch stark koffeinierter Speisen oder Getränke abzuraten.

## Kleiner Einkaufsratgeber

Guarana gibt es in vielen Variationen zu kaufen. Die Wirkung von Kapseln mit Guaranaextrakt ist dabei oft enttäuschend, was daran liegen kann, dass zur optimalen Freisetzung der Stoffe der Speichel gebraucht wird. Besser sind die klassische Guaranapaste oder Guaranapulver. Man erhält sie in Lebensmittelfachgeschäften, die sich auf exotische Ware spezialisiert haben, im ethnobotanischen Fachhandel (Adressen siehe Seite 92f.) oder im Reformhaus. Kaufen Sie vorzugsweise Ware aus kontrolliert ökologischem Anbau. In der Technoszene kursieren Drinks, Bonbons und Kaugummis mit Guarana. Sie besitzen eine aufmunternde Wirkung, enthalten jedoch zahlreiche Zusatzstoffe und sind teuer.

## Anwendung

Die klassische Zubereitung der Amazonasindianer basiert auf den Guaranapasten, die sich – als Stangen gerollt – im Handgepäck transportieren lassen. Bei Bedarf schaben Sie ein paar Krümel der Stangen ab und lösen sie in heißem Wasser oder in heißem Kakao, in Müsli oder auch Joghurt auf.
Für unterwegs können Sie ein paar Krümel Guaranapaste in einen normalen Kaugummi wickeln und zerkauen. Die Dosis pro Tasse (à 150 bis 200 Milliliter) liegt bei einem Gramm, die Tagesdosis bei einem halben bis ganzen Teelöffel.

**Wer mal eine Nacht durchfeiern will, liegt mit Guarana genau richtig. Nicht zu vergessen schließlich, dass uns Guarana auch aus so manchem Stimmungstief herausholen kann.**

## Rezepte mit Guarana

### Presco-Creme

*Zutaten (für 1 Person):* 1/2 TL Guaranapulver, 80 g Vollmilchjoghurt, 1 TL Honig, 1 kleine Tasse Apfelsaft (150 ml), 1 Spritzer Zitronensaft
*Zubereitung:* Alle Zutaten werden gründlich im Mixer püriert und gut gekühlt serviert.

### Amazonaspunsch mit Guarana

*Zutaten (für 1 Person):* 1 TL Guaranapulver, 150 ml Apfelsaft, 1/2 in Scheiben geschnittene Banane, 1/2 geschälter, entkernter und in Stücke geschnittener Apfel, Fruchtfleisch von 1/4 Papaya, 5 mittelgroße Erdbeeren
*Zubereitung:* Geben Sie die Zutaten in den Mixer, pürieren Sie sie – fertig ist der Powerdrink.

### Guaranawirkungen auf einen Blick

Guarana hilft bei:
- Depressiven Verstimmungen
- Durchfeierten Nächten
- Migräneartigem Kopfschmerz
- Erschöpfung infolge von geistigem und körperlichem Arbeiten
- Melancholie
- Sexueller Unlust

# Grüner Tee (Camellia sinensis)

Die grünen Teeblätter werden überwiegend vom chinesischen Teestrauch Camellia sinensis und seinen Abkömmlingen gewonnen. Die erste geschichtliche Erwähnung des grünen Tees liegt 4700 Jahre zurück. In Asien wurde er traditionell als Getränk eingesetzt, um die Sinne und geistigen Kräfte wach zu halten. Als erster Europäer erwähnte ihn Mitte des 16. Jahrhunderts der portugiesische Jesuitenpater Jasper de Cruz. Zwischen 1652 und 1654 entdeckten die Engländer den grünen Tee für sich, und seine herbe Geschmacksnote schien derart gut zu ihren Geschmacksknospen zu passen, dass sie ihn zu ihrem Lieblingsgetränk machten.
Allerdings wandte man sich auf der britischen Insel mit wachsendem Interesse dem schwarzen Tee zu. Der grüne Tee geriet dadurch auch in anderen Ländern immer mehr in den Hintergrund. Leider! Denn aus medizinischer Sicht ist der grüne Tee seinem schwarzen Pendant weit überlegen.

**Eine Legende besagt, dass der grüne Tee von einem Mönch erfunden wurde, der sich aus Zorn darüber, dass er beim Meditieren immer einschlief, die Augenlider ausriss. Dort, wo er sie auf den Boden warf, wuchsen dann die Teesträucher. Eine Legende, die zeigt, dass man den grünen Tee in Asien schon immer als »Tee der Wachheit« betrachtete.**

## Wirkung

### Antioxidative Polyphenole

Die Polyphenole des grünen Tees zählen zu den wirksamsten Fängern aggressiver freier Radikale, die es in der Natur gibt. Sie schützen dadurch unser Körpergewebe beispielsweise vor Krebserkrankungen und bewahren unsere Blutgefäße vor Cholesterinablagerungen, die zu Arteriosklerose führen.

### »Gestrecktes« Koffein

Grüner Tee enthält zwar relativ viel Koffein, doch das anregende Alkaloid wird an die Gerbsäuren gehängt, so dass es in seiner Wirkung langsamer einsetzt als bei Kaffee. Der Grad der Koffeinblockade hängt wesentlich von der Zubereitung ab. Kurze Zubereitungszeiten von zwei bis drei Minuten sorgen für einen Tee mit recht spontan einsetzender Anregung, bei längerem Ziehenlassen von fünf bis acht Minuten setzt die Wirkung gemäßigter ein, hält dafür aber länger an.

*Die Teepflanze liefert nach Kaffee das am häufigsten konsumierte koffeinhaltige Getränk. So verführerisch ein starker Kaffee bei Müdigkeit sein kann: Auf den schnellen Weckeffekt folgt ein ausgeprägtes Tief. Grüner Tee macht langsamer, aber dauerhaft und schonend munter.*

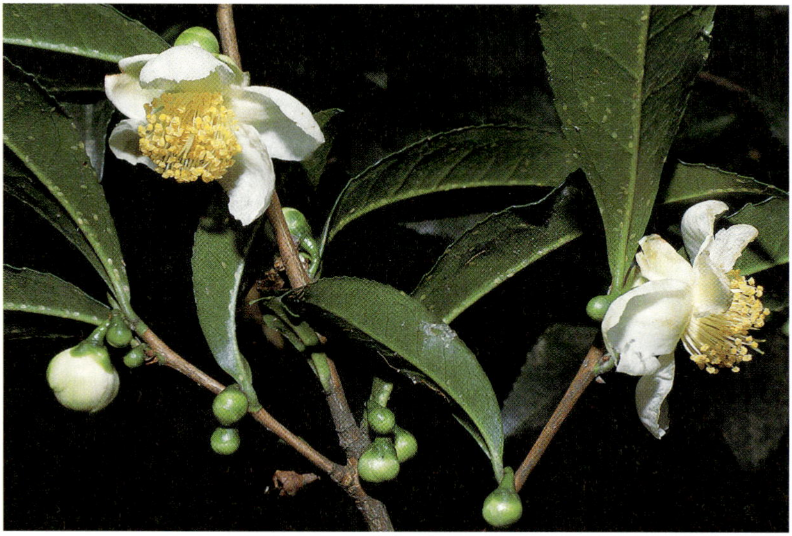

**Grüner Tee wirkt anregend, er steigert aber nicht den Blutdruck. Im Gegenteil – er hemmt ein bestimmtes Enzym, das zur Entstehung von Bluthochdruck beiträgt. Regelmäßiges Trinken von grünem Tee hat schon so manchem Hypertoniker geholfen.**

### Thiamin für die Konzentration

Das wasserlösliche B-Vitamin ist unentbehrlich für das geistige Arbeiten des Menschen, es macht uns wach und konzentriert, es dämpft den Stress. »Abwarten und Tee trinken« – dieser alte Satz zur Stressbewältigung bekommt durch den hohen Thiamingehalt des Tees tatsächlich eine konkrete wissenschaftliche Rechtfertigung.
In verschiedenen Studien konnte außerdem gezeigt werden, dass hoch dosiertes Thiamin schmerzlindernde Eigenschaften besitzt. Noch ist allerdings nicht geklärt, welche physiologischen Eigenschaften dahinter stecken. Nichtsdestoweniger kann möglicherweise die volksmedizinische Anwendung des grünen Tees u. a. bei Migräne durch dessen hohen Anteil an Thiamin erklärt werden.

### Ätherische Öle für Aroma und Psyche

Die ätherischen Öle sind wichtig für die typischen psychischen Wirkungen des grünen Tees. Sie regen einerseits die menschliche Psyche an und arbeiten dadurch ähnlich wie Koffein. Auf der anderen Seite wirken sie als sanftes Narkotikum; das bedeutet, dass sie das menschliche Bewegungszentrum zum Teil von unseren Stimmungen und Ge-

danken sozusagen abkoppeln. Auf diese Weise schlagen sich psychische Erregungen nur noch in geringem Maß auf die Muskelarbeit nieder. Wir können uns so nun vorbehaltlos einer anregenden Gedankenwelt anvertrauen, ohne dass sie gleich in starke – und möglicherweise auch schädliche – Muskelspannungen umgesetzt würde, wie das ja leider im Normalfall geschieht.
Die Folge: Der Geist bleibt angeregt und bei voller Konzentration, gleichzeitig bleibt man jedoch tief entspannt, da die geistige Erregung nicht in überflüssige Muskelarbeit umgesetzt wird.

**Grüner Tee ist ein idealer Begleiter für angestrengtes geistiges Arbeiten. Er hält uns wach und aufmerksam, ohne zu Nervosität und übertriebener Anspannung zu führen.**

### Nebenwirkungen

Bei normaler Dosierung von drei bis vier Tassen (à 150 bis 200 Milliliter) pro Tag sind keine Nebenwirkungen zu erwarten. Reine Veganer sollten allerdings während einer Grünteekur ihre Eisenwerte überprüfen lassen, da der grüne Tee die Aufnahme dieses wichtigen Blutbildungsminerals aus pflanzlicher Nahrung behindert. Für Vegetarier, die neben Pflanzenkost auch Milchprodukte und Eier auf dem Speisezettel stehen haben, besteht dieses Risiko jedoch nicht.

## Kleiner Einkaufsratgeber

Sie erhalten grünen Tee mittlerweile überall in Deutschland. Bevorzugen Sie auf jeden Fall Ware aus kontrolliert ökologischem Anbau, die nicht mit Pestiziden behandelt wurden (die allerdings zum Großteil nicht wasserlöslich sind). Verwenden Sie offenen Tee – und nicht die Aufgussbeutel, da in ihnen das Wirkstoffprofil des Tees stark reduziert sein kann. Grüner Tee sollte nach dem Kauf möglichst bald verzehrt und nicht lange gelagert werden.

### Wirkungen von grünem Tee auf einen Blick

Grüner Tee hilft bei:

- Ermüdung infolge von arteriosklerotischen Veränderungen an den Blutgefäßen
- Geistiger Ermüdung
- Konzentrations- und Lernschwächen
- Stress und Anspannung

**Eine Untersuchung der Stiftung Warentest zeigte, dass grüner Tee aus kontrolliert ökologischem Anbau seinen Namen zu Recht trägt. Teeprodukte, die diese Bezeichnung tragen, sind tatsächlich unbedenklich, was ihre Pestizidbelastung angeht.**

## Unbedenklicher Teegenuss

Anfang 1999 brachte die Stiftung Warentest die Teeszene mit einer Feststellung in Aufruhr, wonach etwa die Hälfte aller in Deutschland erhältlichen Grünteeprodukte zu stark mit Pestiziden belastet sei. In der folgenden Liste finden Sie jene Grünteesorten, die von der Stiftung Warentest mit keinem oder nur einem geringen Pestizidanteil eingestuft wurden und daher unproblematisch sind.

**Japanische Grüntees**

- Keiko Kabuse No. 2
- Salus grüner Tee bio
- Cha noyu Sencha (kontrollierter ökologischer Anbau)
- Ökotopia Japan Sencha

**Chinesische Grüntees**

- Lebensbaum Grüntee aus ökologischem Anbau
- Teegarden (lose Ware) China Pilo Chun (Art. Nr. 2006)
- Teehaus Bremen (lose Ware) Gu Zhang Mao Jian
- ALDI grüner Tee China Chun Mee
- Bremer Kassiopeia Tee (lose Ware) Lung Ching
- Excellent Chun Mee
- Oasis (lose Ware) Chun Mee (Art. Nr. 6032)
- Oasis China, Gunpowder
- Ökotopia China Grün aus kontrolliertem biologischem Anbau
- Spinnrad (lose Ware) China Lung Ching
- Sylter Teekontor (lose Ware) Mao Feng Wu An
- Teefix grüner Tee
- Tee-Haferl (lose Ware) Gunpowder
- Teehaus (lose Ware) Xing Yang
- Teekanne grüner Tee China-Auslese
- Teeland (lose Ware) Wuyuan Bio
- Teeland (lose Ware) Emei Spring

**Sonstige Grüntees**

- Kaffee & Tee (lose Ware) Drachentee
- Ökotopia Darjeeling Grün FTGFOP 1
- Tee-Haferl (lose Ware)
- Pi Lo Chun Rarität 0404
- Teekampagne Darjeeling Ernte 1998 grüner Darjeeling

## Anwendung

### Die klassische Zubereitung

▶ Kanne und Tassen werden mit warmem Wasser gefüllt, um sie auf die richtige Temperatur zu bringen. Dann wird das Teewasser im Kessel kurz aufgekocht und für 5 Minuten zum Abkühlen stehen gelassen.
▶ Entleeren Sie die Kanne, und geben Sie den grünen Tee hinein. Die optimale Dosierung: Pro Tasse sollten Sie 1 gestrichenen Teelöffel rechnen. Das heiße Wasser hinzugeben.
▶ Entleeren Sie die vorgewärmten Tassen. Lassen Sie den Tee je nach Ihren persönlichen Bedürfnissen ziehen: Nach 2 bis 3 Minuten wirkt der Tee stark anregend, sein Aroma bleibt eher mild. Nach 3 bis 8 Minuten dominiert das Aroma, die anregende Wirkung fällt dagegen nun mäßig aus und wird auf eine längere Zeit gestreckt.
▶ Im Hinblick auf den Geschmack des Tees sowie seine Wirkung auf die Psyche empfiehlt es sich, die flüchtigen Grünteeöle möglichst lange am Verdampfen zu hindern. Dies bedeutet konkret, dass Sie Ihren grünen Tee am besten mit geschlossenem Deckel oder unter einer Tuchabdeckung ziehen lassen sollten.
▶ Der Tee wird aus der Kanne in die Tassen gegossen. Füllen Sie henkellose Tassen lediglich zu 3/4, denn Sie und Ihre Gäste sollen sie ja problemlos am oberen Rand halten können.
▶ Die Teeblätter verbleiben in der Kanne und können zu einem zweiten und dritten Aufguss wieder verwendet werden. Da sie bereits reichlich Wasser aufgenommen haben, sollten die nachfolgenden Aufgüsse nur noch 1 bis 2 Minuten ziehen.

### Zubereitung ohne Kanne

Das Wasser wird in einem Kessel kurz aufgekocht und für 5 Minuten zum Abkühlen stehen gelassen. 1 gestrichenen Teelöffel mit grünen Teeblättern in die Tasse (150 Milliliter) geben und mit dem Wasser übergießen. Nach 2 bis 3 Minuten können Sie einfach »vom Blatt wegtrinken«, d.h., die Blätter verbleiben in der Tasse, werden auch nicht umgerührt. Sie können den Aufguss noch 2-mal wiederholen; das Wasser muss dazu nicht noch einmal erhitzt werden.

**Grüner Tee bildet die Grundlage der traditionellen Teezeremonien aus Japan. Diese Zeremonien dauern bis zu vier Stunden – und bei ihnen darf über nichts anderes geredet werden als über das, was gerade in der Zeremonie vor sich geht. Sie ähneln dadurch stark der Meditation; dementsprechend hoch muss ihr Wert als Puffer gegen Stress und Hektik unseres Alltags eingeschätzt werden.**

# Kefir

**Im Kaukasus zählt Kefir nach wie vor zu den besten Heilmitteln für den gesamten menschlichen Organismus. Die größten Heilkräfte werden dem Kefir aus Ziegenmilch zugeschrieben.**

Letztendliche Klarheit über die Ursprünge des Kefirferments und des aus ihm hergestellten Getränks wird wohl nicht mehr zu erzielen sein. Die Öffentlichkeit erfuhr von ihm im Jahr 1866 durch einen Forscher, der sich von den Osseten – einem Stamm aus dem Kaukasus – etwas Kefirhefe schenken ließ und einen kurzen Bericht darüber an die Kaukasische Medizinische Gesellschaft schickte. Zehn Jahre später war der Siegeszug des Kefirs nicht mehr aufzuhalten. Immer mehr Ärzte entdeckten den Kefir als wirksames Heilmittel bei Krankheiten von Magen, Darm und Lunge.

In Jalta wurde 1881 die erste Kefiranstalt gegründet, in der zunächst nur Lungenkranke, später aber auch Magenpatienten behandelt wurden. Man schätzte vor allem seine Eigenschaft, kraftlose Patienten nach schweren und langen Erkrankungen wieder auf die Beine zu bringen. Die Erfolge waren so groß, dass in Russland noch zahlreiche andere Kefiranstalten folgen sollten.

**Zu den wesentlichen Stärken des Kefirs gehört, dass er unseren Körper nicht nur direkt mit B-Vitaminen versorgt, sondern ihm auch dabei hilft, selbst B-Vitamine zu produzieren. Dadurch ist er sehr hilfreich bei Konzentrationsproblemen und geistigen Erschöpfungszuständen.**

## Wirkung

Kefir wirkt auf den menschlichen Organismus vor allem durch seine Milchsäurebakterien und Hefepilze, die das Darmmilieu positiv beeinflussen, antibiotische Wirkungen besitzen und die Verwertung von Nährstoffen wie Kalzium, Eisen und Proteinen fördern. Kefir wurde und wird von russischen Ärzten dazu eingesetzt, um Patienten mit Erkrankungen wie Schwindsucht (Tuberkulose), Magersucht und hohem Fieber wieder zu Kräften zu führen. Darüber hinaus hilft Kefir nach einer Antibiotikakur dabei, die angeschlagene Darmflora wieder aufzubauen. Ferner gilt er als wichtiger Lieferant von B-Vitaminen, die den Körper während geistiger und körperlicher Arbeiten ausreichend mit Energie versorgen.

Natürliche Kohlensäure und Alkohol sind in Kefir derart optimal dosiert, dass Kefir vor allem in den Sommermonaten zu den effektivsten Erfrischungsgetränken gezählt werden kann.

## Kefirwirkungen auf einen Blick

Kefir hilft bei:

- Abgeschlagenheit durch Sommerhitze
- Mangel an energiespendenden B-Vitaminen
- Mangel an Blut bildendem Eisen
- Müdigkeit und Erschöpfung im Anschluss an schwere Erkrankungen und Antibiotikatherapien
- Appetitmangel

**Nebenwirkungen**

Kefir ist ein alt bewährtes Nahrungsmittel; dementsprechend sind bei ihm auch keine Nebenwirkungen zu befürchten. Selbst Menschen mit Milchunverträglichkeit können ihn verzehren, da Kefir sie mit genau den Enzymen versorgt, die sie zum Verdauen von Milchzucker brauchen. Milchallergiker müssen allerdings auf sämtliche Milchprodukte verzichten, also auch auf Kefir.

**Kefir enthält Alkohol. Doch sein Alkoholanteil ist mit 0,03 bis 0,04 Prozent sehr gering – und in solchen Dosierungen wirkt Alkohol nicht etwa ermüdend, sondern erfrischend und anregend.**

## Kleiner Einkaufsratgeber

Kefir finden Sie in fast jedem Kühlregal. Der Nachteil dieser Kefirprodukte besteht jedoch darin, dass die Hersteller den Anteil an Hefepilzen gering halten müssen, da sich nämlich sonst zu viel Kohlensäure bilden würde, die dann die üblichen Plastikverpackungen einfach sprengen würde. Besser ist es daher, sich den Kefir selbst herzustellen. Dazu gibt es getrocknetes Ferment, das man in den meisten Reformhäusern bekommt. Noch hochwertiger ist allerdings die Herstellung des Kefirs aus einer frischen Pilz- und Bakterienkultur (Bezugsquelle siehe Seite 92).

## Anwendung

Die Mindestdosierung liegt bei einem halben Liter Kefir pro Tag. Er eignet sich für das morgendliche Müsli genauso wie als Zutat für die Sauce zu Mittag. Im Normalfall trinkt man ihn jedoch pur, und zwar am besten gut gekühlt, direkt aus dem Kühlschrank.

## Kefir selbst herstellen

### So wird es gemacht

Die Herstellung von Kefir ist unproblematisch, und im Unterschied zu Joghurt reift er auch bei normalen Zimmertemperaturen. Die Zusammensetzung des Endprodukts lässt sich durch die Wahl von Temperatur und Zeit für die Gärung recht gut beeinflussen. Der Grund dafür ist, dass die einzelnen Bakterien und Hefen jeweils bestimmte Lieblingsbedingungen haben, unter denen sie besonders gut arbeiten können.

**Falls Sie jedoch trotz der einfachen Selbstherstellung auf den Fertigkefir aus dem Lebensmittelhandel setzen wollen, sollten Sie wenigstens Produkte der Vollfettstufe bevorzugen. Denn Magerkefir enthält deutlich weniger B-Vitamine.**

▶ Die Milch muss vor der Kefirzubereitung sorgfältig von Keimen befreit sein. Dies bedeutet: Rohmilch und die im Handel erhältliche Trinkmilch müssen vorher bis kurz vor dem Sieden (etwa 95 °C) erhitzt werden, um eventuell vorhandene Keime abzutöten. Rühren Sie währenddessen und danach gut um, damit sich keine Haut bildet. H-Milch kann ohne Vorkochen verwendet werden.

▶ Nach dem Aufkochen die Milch zugedeckt auf Zimmertemperatur abkühlen lassen. Dann in ein Glasgefäß mit zuschraubbarem Deckel geben (z. B. eine Milchpfandflasche). Das Gefäß muss zuvor sorgfältig mit heißem Wasser – ohne Spülmittel! – ausgewaschen worden sein. Es darf nicht vollständig mit Milch gefüllt werden; lassen Sie ein paar Zentimeter Platz bis zum Deckel. Denn nur so können Sie die gärende Milch schütteln, außerdem bleibt dadurch genug Platz für das beim Gären entstehende Kohlendioxid.

▶ Jetzt kommt das lebendige oder gefriergetrocknete Kefirferment hinzu, pro Liter Milch etwa 20 Gramm. Dann das Ganze verschließen und bei Zimmertemperatur für 18 bis 48 (Lebendferment) bzw. 12 bis 24 (Trockenferment) Stunden an einem lichtgeschützten Platz gären lassen. Anschließend im Kühlschrank noch ein paar Stunden lang nachreifen lassen.

▶ Trinken Sie Kefir mit einem Trockenferment nicht komplett aus, sondern lassen Sie einen Rest von etwa drei Esslöffeln zurück, mit dem dann die nächsten Kefirgetränke angesetzt werden. Bei Lebendferment muss nach dem Abschluss der Gärung (noch vor der Nachreifung im Kühlschrank) der Pilz abgeseiht werden.

# Mate (Ilex paraguariensis)

Mate stammt von einer Stechpalme mit dem wissenschaftlichen Namen »Ilex paraguariensis«, ein Baum mit dichter Krone und heller Borke, der bis zu 20 Meter hoch werden kann. Wer allerdings als Erster auf die Idee kam, die Blätter dieser Palme einzusammeln und sich daraus Matetee zu brauen, ist bis heute unbekannt. Die Indianer Paraguays trinken den Tee wohl schon seit vielen Jahrhunderten, doch schriftlich wird er im Jahr 1541 das erste Mal erwähnt. Sein Tee wird in Südamerika zu den unterschiedlichsten Zwecken getrunken. In Paraguay gilt er als Anregungsmittel und Tonikum sowie als Mittel gegen Erschöpfung, Gicht und Harnsteine, in Brasilien setzt man ihn zur Anregung des Gallenflusses, als Antidepressivum und zur Vorbeugung und Behandlung von Blutarmut ein, in Argentinien wird er empfohlen zur Stützung des Herzes bei Fieber und Lungenentzündungen. Nach Deutschland kam Mate im 19. Jahrhundert. Ein Arzt feierte ihn 1843 als Mittel gegen üble Laune und Hypochondrie. Richtig durchsetzen konnte er sich bei uns jedoch nie, selbst dann nicht, als er in den 1980er Jahren für eine Weile als Schlankheitstee gefeiert wurde.

**In Argentinien ist es unter Indianern üblich, praktisch alle medizinischen Heilkräuter in Matetee einzunehmen. Offenbar scheinen sich durch ihn viele der Wirkungen dieser Kräuter noch weiter zu verstärken.**

## Wirkung

### »Gestrecktes« Koffein

Mate enthält ähnlich wie Kaffee recht große Mengen an Koffein. Die Wirkung dieses anregenden Alkaloids wird im Matetee allerdings verändert, und zwar in ähnlicher Weise wie beim grünen Tee. Die Koffeinmoleküle liegen gewissermaßen an der Kette der Chlorogensäuren, so dass ihre Wirkung weniger intensiv, dafür aber zeitlich gestreckt wird. Wie stark dieser Effekt ist, hängt davon ab, wie lang man den Tee ziehen lässt. Lässt man ihn für fünf Minuten ziehen, bleibt sein Koffein weitgehend frei, und er wirkt stark anregend; lässt man ihn für zehn Minuten ziehen, wird sein Koffein weitgehend blockiert, und er wirkt nur mäßig anregend. Das Erregungsniveau kann allerdings über mehrere Stunden andauern.

## Matewirkungen auf einen Blick

Mate hilft bei:

- ▶ Ermüdung infolge von arteriosklerotischen Veränderungen an den Blutgefäßen
- ▶ Erschöpfung infolge von Vitamin-B-Mangel
- ▶ Konzentrationsschwäche
- ▶ Körperlicher und geistiger Erschöpfung
- ▶ Abgeschlagenheit infolge von Eisen- und Blutmangel
- ▶ Verdauungsträgheit

**Matetee eignet sich vor allem als Muntermacher während harter geistiger Arbeit, beispielsweise bei der Vorbereitung von Examen, Abitur oder anderen Prüfungen. Darüber hinaus wird er gern Blasen- und Nierentees zugemischt, um Infektionen und Entzündungen der Harnwege zu behandeln. Fettige Mahlzeiten werden durch das Koffein und die Saponine des Matetees deutlich besser verdaut.**

### Krampflösende Chlorogensäure

Matechlorogensäure senkt die Krampfschwelle, verbessert die Bewegungen in Magen und Darm und wirkt antioxidativ. Matetee eignet sich daher zur Behandlung von Unterleibskrämpfen, Koliken, Durchfall und Verstopfung. Er verbessert die Verdauung; sein antioxidativer Charakter trägt dazu bei, dass die Cholesterinanteile im Blut weniger oxidieren und dadurch das Arterioskleroserisiko verringert wird. Mate bildet also eine wertvolle Vorbeugung gegen Herzinfarkt, Schlaganfall und andere Herz-Kreislauf-Erkrankungen.

### Fett abbauende Saponine

Von den Matesaponinen weiß man, dass sie in den Fettstoffwechsel eingreifen. Möglicherweise lassen sich dadurch jene Fallberichte erklären, in denen von Senkungen des Cholesterinspiegels und des Körpergewichts durch Mate die Rede ist. Ob er jedoch wirklich zum Schlankheitstee taugt, bleibt fraglich. Es ist aber durchaus einen Versuch wert, zusammen mit Mate eine Diät durchzuführen.

### Vitamine und Mineralien

Mate bildet eine ergiebige Quelle für Mineralien und Vitamine, allen voran Vitamin C, B1, B2 und Folsäure. Diese Vitamine sind unentbehrlich für das Aufrechterhalten körperlicher und geistiger Energien. Sie machen zusammen mit Koffein Mate zu einer wichtigen Stütze für längere geistige und körperliche Tätigkeiten. Unter den Mineralien im Matetee finden sich vor allem Kalium, Kalzium und Magnesium.

Absoluter Spitzenreiter ist jedoch Eisen. 100 Gramm Mateblätter enthalten 12,1 Milligramm Eisen. Zum Vergleich: Ein Stück Rindfleisch des gleichen Gewichts enthält etwa zwei Milligramm. Mateblätter enthalten also sechsmal so viel Eisen wie Fleisch; allerdings werden Eisenanteile aus pflanzlichen Nahrungsmitteln von unserem Körper etwas schlechter verwertet als aus tierischen Speisen.

**Nebenwirkungen**

Nebenwirkungen sind kaum zu befürchten. Jedoch sollte die tägliche Ration von vier Tassen (à 150 bis 200 Milliliter) nicht überschritten werden. Diese Einschränkung gilt vor allem für Schwangere, die außerdem den Tee zehn Minuten lang ziehen lassen sollten.

**In seiner Heimat werden mitunter die ganzen Zweige der Matepalme mit Wasser überbrüht. Hierzulande erhält man jedoch nur die Blätter. Mittlerweile gibt es Mate auch als Extrakt. Die wichtigen Wirkstoffe des Tees sind jedoch gut wasserlöslich, so dass Matekapseln eigentlich entbehrlich sind.**

## Kleiner Einkaufsratgeber

Mateblätter erhält man im Lebensmittelhandel, in Reformhäusern, Teefachgeschäften, in südamerikanisch orientierten Lebensmittelläden und im ethnobotanischen Fachhandel (Adressen siehe Seite 92f.). Die Blätter gibt es in ihrer grünen Form, die nach dem Pflücken kurz erhitzt und getrocknet wurden. Daneben gibt es geröstete Blätter. Sie wurden nach dem Trocknen noch einmal erhitzt und mit Wasser durchfeuchtet. Ihr Aufguss schmeckt etwas malziger als der der grünen Blätter. Kaufen Sie lieber offene Blätter statt der abgepackten Aufgussbeutel. In den Beuteln befindet sich nur klein gehackter Tee, der während des Lagerns bereits viel von seiner Wirkung verloren hat. Zudem wird Mate in Beuteln gern mit anderen Pflanzen gestreckt.

## Anwendung

*Zutaten:* 1 TL fein geschnittene Mateblätter, 1 Tasse Wasser
*Zubereitung:* Überbrühen Sie die Blätter mit kochendem Wasser. Danach sollte der Tee für 5 bis 10 Minuten ziehen, dann abseihen. Kürzeres Ziehenlassen wirkt stark anregend, längeres Ziehenlassen lässt die Erregungskurve langsam auf ein recht stabiles Niveau ansteigen. Die tägliche Ration liegt bei 3 bis 4 Tassen.

# Schärft den Geist

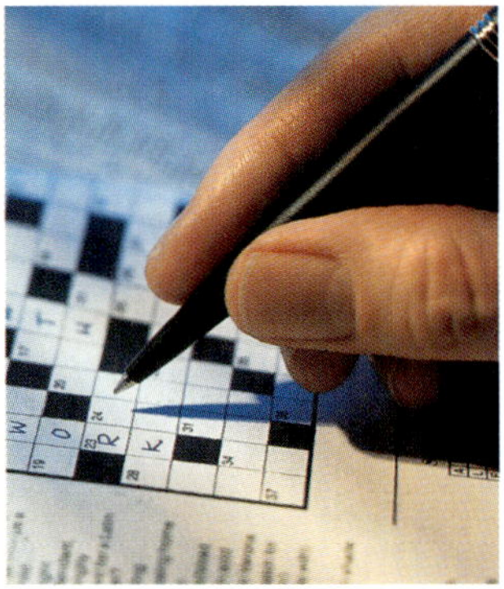

*Pflanzliche Helfer können auch das Denken beflügeln.*

## Calea (Calea zacatechichi)

Im Volksmund wird Calea auch Traumgras genannt. Die Blätter des mexikanischen Korbblütlers wurden – als Teeaufguss oder Zigarette – schon von aztekischen Zauberern genutzt, um tiefer in das Reich der Träume – nach »Tlalocan« – reisen zu können.
Auch wenn Calea bei hoher Dosierung intensive Träume bereiten kann – es ist alles andere als eine psychedelische Droge, die Sie den Sinn für die Realität verlieren und in irgendwelche Phantasmen flüchten lässt. Ganz im Gegenteil: Sie schärft die Sinne und Gedanken und sorgt für intellektuelle Höchstleistungen, ohne dabei irgendwelche Risiken zu bergen.

### Wirkung

**Calea ist sicherlich keine Hilfe beim Lernen vor Mathematikklausuren oder Juraexamen, wo es in erster Linie darum geht, Wissen einzupauken. Wer jedoch auf Kreativität angewiesen ist oder einfach nur Lust auf interessante Gedankenketten und Gespräche hat, ist mit Calea gut beraten.**

Die Ursachen für die psychoaktiven Wirkungen von Calea sind bislang ungeklärt. Man weiß, dass es in starkem Maß Bitterstoffe enthält, doch die sind wohl für die Appetit- und Verdauungsförderung verantwortlich, nicht aber für die psychischen Effekte. In einigen pharmakologischen Studien konnte ein Alkaloid (Alkaloide haben häufig Auswirkungen auf die Psyche, man denke nur an Koffein!) gefunden werden, über dessen Struktur jedoch nach wie vor Unklarheit herrscht.
Nichtsdestoweniger konnte sich Calea als psychoaktive Pflanze sogar in einem medizinischen Doppelblindversuch beweisen, in dem eine Gruppe von Probanden mit Traumgras und eine andere mit Plazebos versorgt wurden. Die Caleatestpersonen berichteten deutlich häufiger von bedeutungsvollen Träumen und scharfsinnigen Gedankenketten; wenn sie ihre Caleaportion am Abend einnahmen, schliefen sie wesentlich besser als die anderen Versuchspersonen.
Bei der empfohlenen Dosis von 25 Gramm Calea pro Tag sind keine Nebenwirkungen zu erwarten.

## Kleiner Einkaufsratgeber

Calea ist bei uns noch nicht sehr gebräuchlich und daher in Kräuterläden oder Reformhäusern kaum zu finden. Sie erhalten Caleablätter aber im ethnobotanischen Fachhandel (Adressen siehe im Anhang unter »Bezugsquellen«, Seite 92f.).

**Die Caleawirkstoffe sind sehr gut wasserlöslich. Es ist daher durchaus zweckmäßig, das Traumgras als Tee zuzubereiten. Doch Achtung: Caleatee schmeckt ausgesprochen bitter!**

## Anwendung

### Tee

*Zutaten:* 25 g getrocknete, zerstoßene Caleablätter, 1/2 l Wasser
*Zubereitung:* Bringen Sie die Blätter mit dem heißen Wasser zum Kochen, und lassen Sie das Ganze 10 Minuten lang bei geringer Hitze auf der Kochstelle stehen. Danach wird der Tee abgeseiht. Sie können je nach Bedarf unterschiedlich große Mengen davon trinken. Wer die ganze Portion auf einmal einnimmt, spürt 30 Minuten später ein tiefes Gefühl von Ruhe und Gelassenheit, der Herzschlag wird bewusst empfunden, ohne dabei unangenehm zu sein. Die Gedanken werden ungewöhnlich klar und scharf.

### Inhalieren

Rollen Sie die getrockneten Blätter zusammen mit Zigarettentabak oder auch unvermischt in Zigarettenpapier ein. Dann wird diese Kräuterzigarette angezündet und ganz normal geraucht. Dabei sollten Sie nicht paffen, sondern den Rauch tief inhalieren. Calea lässt sich aber auch in der Pfeife rauchen. Wenn Sie Schwierigkeiten beim Inhalieren haben: Probieren Sie es mit einer Wasserpfeife – auch wenn es Ihnen anrüchig erscheint. Denn Rauchen mit der Wasserpfeife ist besonders schonend.

### Caleawirkungen auf einen Blick

Calea hilft bei:

- Appetitschwäche
- Geistiger Erschöpfung
- Phantasielosigkeit
- Schlafstörungen
- Traumlosigkeit

# Ginkgo (Ginkgo biloba)

**Nach der traditionellen chinesischen Medizin können Ginkgoblätter und -samen das »Herzfeuer« regulieren. So soll ein Tee der Pflanze auch gegen peinliches Erröten oder glühend rote Nasen helfen.**

Ursprüngliche Heimat von Ginkgo ist China. Heute wird er in großen Plantagen angebaut, und zwar in China, Frankreich und den USA. Ginkgobäume leben bereits seit etwa 190 Millionen Jahren auf unserem Globus; sie werden daher von Wissenschaftlern gern als lebende Fossilien bezeichnet.

Als Heilpflanze ist Ginkgo hingegen weniger alt. In der traditionellen chinesischen Medizin wird er erstmals im 14. Jahrhundert erwähnt, und dort wird vor dem übermäßigen Verzehr seiner leicht giftigen Nüsse gewarnt. Und auch als Heilmittel waren es später die Nüsse, die den Einzug in die chinesische Medizin schafften, und nicht etwa die Blätter. In China galt das Augenmerk der Ärzte lange Zeit den Samen des Ginkgobaums, denn sie sollten bei Asthma, Husten, Reizblase und Alkoholmissbrauch helfen. In der chinesischen Medizin wird Ginkgo außerdem zur Wundheilung sowie gegen Bluthochdruck, Durchblutungsstörungen und Nervosität eingesetzt. In der traditionellen chinesischen Medizin spielen die Kerne auch heute noch eine große Rolle; hierzulande sieht die Situation etwas anders aus.

Wenn von Ginkgo die Rede ist, dann von den Zubereitungen seiner Blätter. Und über die liegen mittlerweile zahlreiche wissenschaftliche Materialien vor, die keine Zweifel mehr daran lassen, dass wir es bei Ginkgo mit einer der effektivsten psychoaktiven Pflanzen überhaupt zu tun haben.

## Wirkung

Hauptwirkstoffe von Ginkgo sind Ginkgoflavonglykoside und Terpenlactone. Diese Stoffe besitzen enorme psychoaktive Wirkungen, und sie brillieren durch ihre optimale Bioverfügbarkeit.

Das bedeutet für die Anwendung: Ginkgo hilft nicht nur theoretisch im Laborversuch, sondern ebenso praktisch im Alltag, weil er nicht nur im Besitz psychoaktiver Stoffe ist, sondern diese Stoffe auch optimal vom Körper genutzt werden können.

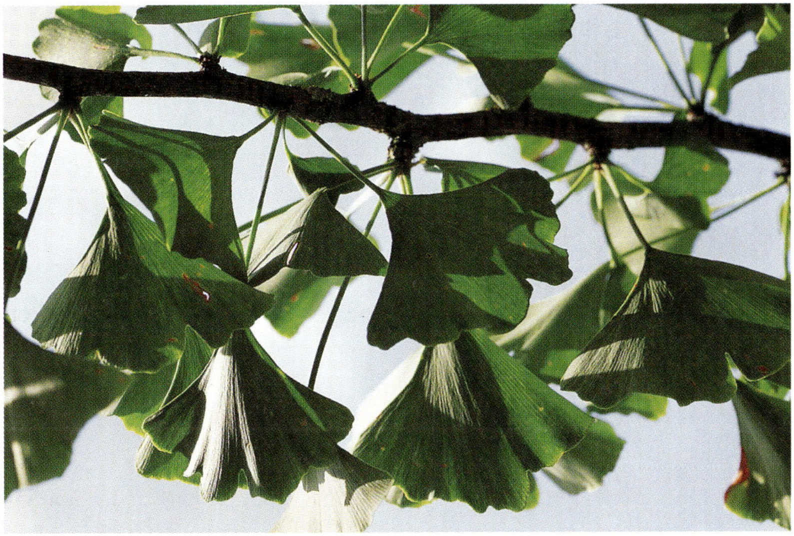

*Hierzulande sieht man den Ginkgobaum mit seiner mächtigen Krone und den schönen Blättern sehr selten – nur gelegentlich in Gärten oder Parks. Vor Jahrmillionen war er dagegen auch in Europa weit verbreitet.*

Eine US-Studie belegt die Wirksamkeit von Ginkgo bei Demenz und Alzheimer. In dieser Untersuchung wurden 309 Patienten mit Altersdemenz in zwei Gruppen aufgeteilt; eine erhielt einen Ginkgoextrakt, die andere ein Scheinmedikament (Plazebo). Nach zwölf Monaten zeigten über 50 Prozent der Ginkgogruppe deutliche Verbesserungen in Bezug auf Intelligenz, Gedächtnis und Konzentrationsvermögen. In der Vergleichsgruppe konnte praktisch keine Verbesserung beobachtet werden.
Andere Studien zeigen, dass Ginkgo bei durchblutungsbedingter Hirnleistungsschwäche hilft: Einerseits verbessert er den so genannten Platelet Activating Factor (dieser Faktor ist für die Blutgerinnung in den Gefäßen zuständig) und dadurch den Blutfluss, andererseits die Fähigkeit der Hirnzellen, auch unter Sauerstoffmangel zu arbeiten.

**»Dieses Baumes Blatt,
der von Osten
Meinem Garten
anvertraut,
Gibt geheimen
Sinn zu kosten,
Wie's den Wissenden
erbaut.«
(Aus »Gingo Biloba«
von Johann Wolfgang
von Goethe)**

### Nebenwirkungen

In ganz seltenen Fällen können Ginkgoextrakte zu Kreislaufstörungen (Herzklopfen, Schwindel, Kopfschmerzen) und allergischen Hautreaktionen führen. Ansonsten muss Ginkgo sicherlich zu den risikoarmen psychoaktiven Pflanzen gezählt werden.

## Ginkgowirkungen auf einen Blick

Ginkgo hilft bei:

- Demenz
- Hirnleistungsstörungen
- Konzentrationsschwäche
- Lernschwäche
- Vergesslichkeit

## Kleiner Einkaufsratgeber

Getrocknete Ginkgoblätter erhalten Sie im ethnobotanischen Fachhandel (siehe Seite 92f.). Die Blätter sind für eine innerliche Anwendung, z. B. als Teezubereitung, jedoch nicht zu empfehlen. Im Handel gibt es stattdessen mittlerweile eine Fülle von gebrauchsfertigen Ginkgopräparaten. Sie finden Sie in Ihrer Apotheke.

**Für den natürlichen Insektenschutz sind die getrockneten Blätter geeignet. Ginkgoblätter im Kleiderschrank oder in den Kleiderstapeln schützen beispielsweise vor Mottenfraß.**

- Zum einen gibt es Präparate auf Basis der Spezialextrakte EGb 761 und LI 1370, standardisiert auf 25 Prozent Ginkgoflavonglykoside und sechs Prozent Terpenlactone. Präparate mit EGb 761 sind beispielsweise: Rökan, Gingium Filmtabletten, Ginkobil N-ratiopharm Dragees, Ginkodilat, Ginkgo Heumann, Isoginkgo, Craton forte Ginkgo biloba von Hevert und Gingopur Filmtabletten. Präparate mit LI 1370: Kaveri Filmtabletten, Kaveri N Lösung.
- Zum anderen werden Präparate mit nicht näher deklarierten Ginkgoblattextrakten wie Ginkgo-Dragees Salus, Ginkgo 405 Duopharm oder nicht näher bestimmbaren homöopathischen Ginkgozubereitungen wie Ginkgoforce, Ginkgokehl und Heweginkgo angeboten. All diese Präparate sind in der Regel preiswerter als die standardisierten Zubereitungen; sie sind aber auch in ihrer Wirkung schwerer einzuschätzen.

## Anwendung

Die Anwendung von Ginkgo erfolgt am besten über die dementsprechenden Extrakte. Die Blätter selbst sind zur Teezubereitung weniger geeignet, da in den Blättern zahlreiche Begleitstoffe die Wirksamkeit einschränken.

# Kreuzblume (Polygala sibirica)

Die Kreuzblume – auch Chodat genannt – stammt aus Nordchina und der Mongolei. Sie hat vor allem in der taoistischen Medizin eine lange Tradition als Pflanze, die das Gedächtnis und die geistigen Fähigkeiten verbessern soll. Verwendet werden ihre Wurzeln.

**Die Kreuzblume aktiviert die Schleimabsonderung im Hals; sie eignet sich dadurch auch zur Behandlung von Raucherhusten.**

## Wirkung

Als Hauptwirkstoff der Kreuzblume gelten Senegin und die Senegasaponine. Senegin wirkt belebend und konzentrationssteigernd. An Labortieren zeigte es zusammen mit den Saponinen einen blutzuckersenkenden Effekt, außerdem hemmen beide Stoffe die Aufnahme von Alkohol aus der Nahrung.
Die traditionelle chinesische Medizin verwendet die Kreuzblume in der Behandlung von Nervosität, Schlaflosigkeit, Vergesslichkeit, Antriebsarmut, Geistesabwesenheit, Stimmungsschwankungen und Melancholie, sie gilt als »den Geist beruhigend«, »schärfend für die Sinne« und »wohltuend bei Gemütsleiden«.

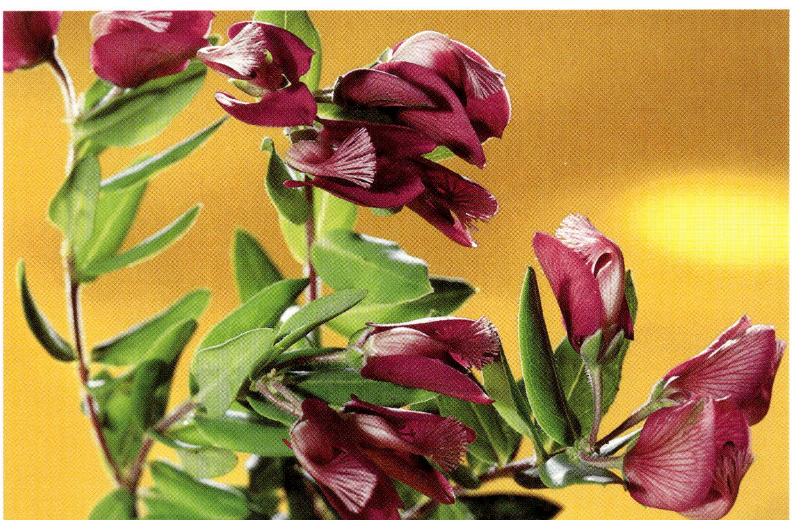

*Es gibt auf der Erde etwa 500 Kreuzblumenarten, von denen rund 30 in Europa vorkommen. Ihren Namen »Polygala« erhielt sie, weil man früher annahm, sie würde den Milchfluss anregen (griech. poly = viel, gala = Mich).*

## Kreuzblumenwirkungen auf einen Blick

Kreuzblume hilft bei:
- Antriebsarmut
- Gedächtnisschwäche
- Geistesabwesenheit
- Konzentrationsschwäche
- Müdigkeit infolge von Alkoholgenuss
- Nervosität
- Schlafstörungen, Stimmungsschwankungen

**Nebenwirkungen**

Bei empfohlener Dosis von fünf bis neun Gramm pro Tag sind keine Nebenwirkungen bekannt. Höhere Dosierungen können zu Übelkeit und Erbrechen führen.

### Kleiner Einkaufsratgeber

Sie erhalten Kreuzblumenwurzeln im ethnobotanischen Fachhandel und im Fachhandel für traditionelle chinesische Medizin (Adressen siehe Seite 92f.).

**Die ursprüngliche Heimat der Pfefferminze liegt wahrscheinlich im Mittelmeerraum. Sie wird allerdings schon seit langer Zeit bei uns angebaut; Gärtner und Züchter schätzen ihre Winterhärte. Mittlerweile wächst sie an einigen Stellen sogar wild, so dass sie durchaus zu unseren einheimischen Pflanzen gezählt werden kann.**

### Anwendung

*Zutaten:* 5–9 g Kreuzblumenwurzel, 500 ml Wasser
*Zubereitung:* Kochen Sie die Wurzeln mit dem Wasser auf. 10 Minuten lang bei geringer Hitze kochen lassen, danach abseihen. Trinken Sie je 1 Portion des Suds am Morgen und am Abend.

## Pfefferminze (Mentha piperita)

Minzen waren schon den alten Ägyptern und Griechen bekannt. Man schätzte sie als Bestandteil kultischer Duftöle, aber auch als Heilmittel gegen Krämpfe und Kopfschmerzen. Die Pfefferminze entwickelte sich aus der grünen Minze und der Wasserminze, die selbst nicht annähernd an die Heilkraft ihres Abkömmlings herankommen.

## Wirkung

Das ätherische Mentholöl begründet die wichtigsten Heilmerkmale der Pfefferminze. Im Vordergrund steht vor allem der schmerzhemmende und krampflösende Effekt des Menthols. Die Pfefferminze wird dadurch zu einer wirksamen Heilpflanze bei allen Krankheiten, die mit einer starken Schmerz- und Krampfbildung einhergehen, wie etwa Darmkoliken, Migräne oder Menstruationsbeschwerden. Darüber hinaus konnte das ätherische Pfefferminzöl in einer amerikanischen Studie den konkreten Beweis antreten, die Konzentration zu fördern. In dieser Studie mussten die Testpersonen 40 Minuten lang schwierige Rechenaufgaben am Computer lösen. Dabei wurde den Gruppen alle fünf Minuten entweder reine Luft oder Pfefferminzduftstoff über eine Atemmaske zugeführt. Das Ergebnis: Die mit Pfefferminze »beduфteten« Probanden schnitten um etwa 20 Prozent besser ab als ihre mit reiner Luft behandelten Kollegen.

**Frische und getrocknete Pfefferminzblätter unter dem Kopfkissen halten Mücken fern; in Schränken helfen sie gegen Motten.**

### Kräftigende Enzyme und B-Vitamine

Die Minzeenzyme Peroxidase und Katalase sind unentbehrlich für das reibungslose Arbeiten der roten und weißen Blutkörperchen. Sie machen die Pfefferminze zu einem wirksamen Abwehr- und Blutkräftigungsmittel.

Die Pfefferminze enthält überdurchschnittlich viele B-Vitamine, vor allem Riboflavin, Niazin und Folsäure. Der belebende Effekt der Pfefferminze muss sicherlich auch zu einem Teil auf diese nerven- und gehirnaktiven Vitamine zurückgeführt werden. Ihr Anteil ist in den frischen Blättern am höchsten.

### Nebenwirkungen

In hohen Dosierungen kann Pfefferminze bei innerlicher Anwendung giftig sein, vor allem wegen seiner ätherischen Öle und der beiden Enzyme Peroxidase und Katalase, die am Zellgewebe Oxidationen in Gang setzen können. Die Tagesdosis von vier Gramm Blättern bei Erwachsenen und drei Gramm bei Kindern sollte daher nicht überschritten werden.

## Pfefferminzewirkungen auf einen Blick

Pfefferminze hilft bei:
- Abgeschlagenheit durch Schwächung des Immunsystems
- Chronischer Müdigkeit
- Konzentrationsschwäche
- Kopfschmerzen
- Lernschwäche
- Menstruationsbeschwerden

## Kleiner Einkaufsratgeber

**Alternativ zu Pfefferminzöl aus eigener Produktion können Sie auch fertiges Öl in Apotheken, Drogerien und Reformhäusern kaufen. Es wird mittlerweile in guter Qualität zu akzeptablen Preisen angeboten.**

Getrocknete Pfefferminze erhalten Sie in jeder Apotheke sowie in Tee- und Gewürzgeschäften. Frische Pfefferminze gibt es in einigen Gemüseläden. Pfefferminzöl gibt es in Apotheken, Drogerien und Reformhäusern.

## Pfefferminze in der freien Natur sammeln

Geerntet wird das ganze Kraut, am besten kurz vor der Blüte im Monat Juli. Danach wird es getrocknet und von seinen Blättern befreit, in denen sich die meisten Wirkstoffe befinden. Sie werden am besten in einer luftdicht verschließbaren Dose aufbewahrt. In sehr warmen Jahren kann die Pfefferminze auch im Spätsommer noch einmal abgeerntet werden.

## Pfefferminze aus eigenem Anbau

**Die Pfefferminze kann gut durch Wurzelableger vermehrt werden. Sie werden im Frühjahr flach und im Abstand von 30 Zentimeter in die lockere Erde gelegt.**

Die Pfefferminze bevorzugt feuchte Standorte mit lichtem Halbschatten. Sie wuchert stark und sollte daher ihr eigenes Quartier haben. Wenn Sie einen Gemüsegarten besitzen, empfiehlt sich jedoch die Pflanzung der aromatischen Staude zwischen Kartoffeln, Salaten oder Kohl. Denn dort wehrt sie Schädlinge ab. Die Pflanzung erfolgt im Frühjahr (April, Mai) oder im Herbst (September, Oktober). Pfefferminze bevorzugt humusreichen Boden mit viel Feuchtigkeit. Leichte Lehmböden sind ideal. Geben Sie ihr reichlich Kompost, im Winter hilft ihr eine Reisig- oder Laubdecke beim Überstehen des Frosts.

## Anwendung

### Tee

*Zutaten:* 1–2 TL Pfefferminzblätter, 1 Tasse Wasser
*Zubereitung:* Übergießen Sie die Pfefferminzblätter mit dem kochenden Wasser. Lassen Sie den Tee 10 Minuten lang zugedeckt ziehen. Dann kann er abgeseiht werden. Trinken Sie davon 3 Tassen pro Tag. Der Tee ist auch bei Verdauungsbeschwerden hilfreich, besonders nach einem fettreichen Mahl. 1 Stunde vor dem Essen getrunken, beseitigt er Appetitlosigkeit.

### Sirup

*Zutaten:* 2 Hand voll frische Pfefferminzblätter, 1 l Wasser, 800 g Zucker
*Zubereitung:* Lassen Sie die Blätter im Wasser für 20 Minuten einweichen. Dann wird abgeseiht und der Zucker hinzugefügt. Dieser Sirup wirkt kräftigend und erfrischend.

### Pfefferminzöl

*Zutaten:* 2 Hand voll frische Pfefferminzblätter, 1/2 l Pflanzenöl, z. B. Distel- oder Olivenöl
*Zubereitung:* Vermischen Sie die Blätter mit dem Öl. Füllen Sie die Mischung in eine durchsichtige Flasche, die dann für 6 Wochen auf die warme Fensterbank gestellt wird. Anschließend wird abgeseiht; pressen Sie die Rückstände gut aus! Die Aufbewahrung erfolgt in einer dunklen, luftdicht verschließbaren Flasche.
**Tipp** Pfefferminzöl – 3 bis 5 Minuten lang an den Kopfseiten in der Nähe der Schläfe einmassiert – hilft gegen Konzentrationsschwäche und Kopfschmerzen.

**In der Apotheke gibt es so genannte Migränestifte zu kaufen, mit Pfefferminzöl als Basis. Diese Stifte helfen auch bei Müdigkeit und Konzentrationsschwäche. Wer allerdings seine Schläfen mit normalem Pfefferminzöl einmassiert, kommt – bei gleicher Wirkung – erheblich billiger weg.**

### Packungen mit frischer Pfefferminze

Legen Sie ein sauberes Tuch mit frischen Pfefferminzblättern direkt auf die Haut. Allein das erquickende Gefühl, das dabei entsteht, sollte sich niemand entgehen lassen. Pfefferminzpackungen hemmen außerdem Entzündungen und reinigen die Haut.

# Trotz Stress vital

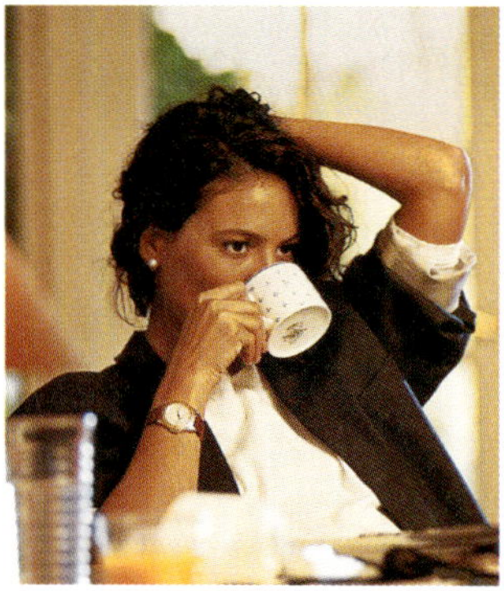

*Stress lass nach! Natürliche Mittel helfen dabei.*

## Galgant (Alpinia officinarum)

Die Galgantpflanze stammt ebenso wie das Wissen um die Heilwirkung seiner Wurzel ursprünglich aus China. Arabische Ärzte machten ihn im frühen Mittelalter in Europa bekannt, die Heilige Hildegard von Bingen nahm ihn in ihr Heilpflanzensortiment auf. Auch heute wird er noch zu therapeutischen Zwecken genutzt, vor allem als Mittel zur Förderung der Verdauung.

### Wirkung

**Aufmunternde ätherische Öle und Harze**

Die ätherischen Öle des Galgant wirken im Bauchbereich krampflösend, verdauungsfördernd und zusammen mit seinen scharfen Harzen appetitanregend. Galgant wird deshalb in China gern als Kräftigungsmittel bei Abmagerung und Schwächezuständen verschrieben.
Die Harze des Galgants wirken als Wachmacher. Sie eignen sich also für die Anwendung bei allen körperlichen und geistigen Erschöpfungszuständen.

**Die konzentrationsfördernde Eigenschaft des Galgants kann wohl auch aus seiner Geschmacksphysiologie abgeleitet werden. Denn er schmeckt sehr charakteristisch und macht dadurch unser Geschmackszentrum im Gehirn in gewisser Weise neugierig, so dass die Aufmerksamkeit geweckt wird.**

**Nebenwirkungen**

Bei vorschriftsmäßiger Anwendung von Galgant sind keine Nebenwirkungen zu befürchten.

### Kleiner Einkaufsratgeber

Galgant gibt es im chinesischen Lebensmittelgeschäft sowie im ethnobotanischen Fachhandel (Adressen siehe Seite 92f.). Ideal sind ganze Wurzelstücke, von denen Sie kurz vor Gebrauch kleine Scheiben abschneiden und sie im Mörser pulverisieren. Gebrauchsfertiges Galgantpulver besitzt nur wenig Aroma, weil sich seine ätherischen

Öle zum großen Teil verflüchtigt haben. Galgant wird zudem gern in anregenden und verdauungsfördernden Mitteln verarbeitet. Die bekanntesten: Doppelstern Tonikum, Dr. Maurers Magen Apotheke, Elixier Nr. 66, Klosterfrau Melissengeist, Lax Lorenz Dragees. Das einzige Monopräparat sind Alpinum Tabletten mit 125 Milligramm Galgantpulver.

## Rezepte mit Galgant

### Heißer Galganttee

*Zutaten (für 1 Person):* 1 Tasse (200 ml) Wasser, 1 Beutel schwarzer Tee, 1 TL Zitronensaft, 1 Messerspitze Galgantpulver
*Zubereitung:* Brühen Sie den schwarzen Tee auf, nach 5 Minuten kann der Beutel entfernt werden. Dann wird der Zitronensaft und der Galgant hinzugefügt und gut verrührt. Zum Süßen kann etwas Honig oder brauner Zucker hinzugegeben werden. Trinken Sie täglich 2 Tassen oder nach Bedarf.

**Alternativ zum schwarzen Tee können Sie auch Jasmintee nehmen, um Galgant anzusetzen. Das Jasminaroma passt gut zur harzigen Schärfe von Galgant. Der hier vorgestellte Eistee eignet sich hervorragend für eine warme Sommernacht.**

### Kalter Eistee für heiße Tage

*Zutaten (für 4 Personen):* 6 TL schwarzer Ceylontee, 1 TL Ingwerpulver, 1 TL Galgantpulver, 2 Gewürznelken, 1 Zimtstange, 1 l Wasser, 3 EL Zitronensaft, Kandiszucker, Eiswürfel
*Zubereitung:* Übergießen Sie Tee und Gewürze mit kochendem Wasser; nach 5 Minuten können Sie abseihen und den Tee abkühlen lassen. Fügen Sie den Zitronensaft zu. Verteilen Sie Eiswürfel in Gläser, und gießen Sie den Tee darüber. Gesüßt wird mit Kandiszucker nach eigenem Geschmack. Trinken Sie täglich 2 Gläser oder nach Bedarf.

### Galgantwirkungen auf einen Blick

Galgant hilft bei:

- Abmagerung und damit einhergehenden Erschöpfungszuständen
- Darmkrämpfen
- Körperlicher und geistiger Erschöpfung
- Magenkrämpfen
- Müdigkeit infolge von Stress

# Ginseng (Panax ginseng)

In ihrer Form ähnelt die Ginsengwurzel dem Menschen, und deshalb wird sie schon seit alters als Universalheilmittel gegen Erkrankungen gepriesen. Seit über 2000 Jahren wird sie in Ostasien als Heilmittel angewandt, vor allem zur Therapie von Erschöpfung und Schwächezuständen. Nach Europa gelangte Ginseng über arabische Kaufleute, die das kostbare Gut nach Spanien brachten. Der Einsatz von Ginseng erfolgte zunächst nach den Regeln der traditionellen chinesischen Medizin. Seit die Wirkungen der Wurzel bestimmt wurden und durch den großflächigen Anbau in Korea standardisierbares Ausgangsmaterial für wissenschaftliche Untersuchungen verfügbar ist, hat sich auch die westliche Medizin zunehmend mit Ginseng befasst.

**In Korea wird Ginseng schon seit langem zur Behandlung von Alkoholvergiftungen eingesetzt. Der Grund: Ginseng fördert den Alkoholstoffwechsel; auf der anderen Seite scheint er aber auch den eingenommenen Alkohol bereits an seinem Übertritt in den Blutkreislauf zu hindern.**

## Wirkung

Die so genannten Triterpensaponine bilden die Hauptwirkstoffgruppe des Ginsengs, und sie ähneln in ihrer Struktur menschlichen Stresshormonen. Sie wirken dadurch auf die adaptiven Eigenschaften des Menschen: Ginseng verbessert unsere Fähigkeit, sich auf körperlich und psychisch belastende Situationen besser einzustellen – er versetzt uns wie kaum eine andere Pflanze in die Lage, mit Stress fertig zu werden. Wissenschaftliche Studien belegen, dass Ginseng die Fähigkeit des Körpers unterstützt, sich an Hunger, extreme Temperaturen oder geistigen und emotionalen Stress zu gewöhnen. Zudem wirkt er beruhigend, wenn der Körper Schlaf fordert.

Eine Untersuchung am Sportinstitut der Universität Freiburg ergab, dass Ginseng die maximale Ausdauerfähigkeit von Leistungssportlern verbessert. Nach vierwöchiger Einnahme von Ginsengkapseln konnten die Athleten bei vorgegebener Geschwindigkeit länger auf dem Laufband laufen. In einer anderen Untersuchung erholten sich Frauen, die nach einem gynäkologischen Eingriff drei Wochen lang Ginsengextrakt einnahmen, deutlich besser als jene, die nach dem Eingriff ein Scheinmedikament (Plazebo) erhielten.

## Ginsengwirkungen auf einen Blick

Ginseng hilft bei:

- Kater nach durchzechter Nacht (vor der Party einnehmen)
- Konzentrationsschwäche
- Körperlicher und geistiger Erschöpfung
- Müdigkeit infolge starker Stressbelastungen

**Die Kommission E des ehemaligen Bundesgesundheitsamts empfiehlt Ginseng zur »Stärkung und Kräftigung bei Müdigkeits- und Schwächegefühl, nachlassender Leistungs- und Konzentrationsfähigkeit und in der Rekonvaleszenz«.**

**Nebenwirkungen**

Bei bestimmungsgemäßem Gebrauch sind keine Nebenwirkungen zu erwarten. Überhöhte Dosierungen können allerdings nach längerfristigem Gebrauch zu Schlafstörungen, Bluthochdruck und bei Frauen zur Steigerung der Libido führen.

## Kleiner Einkaufsratgeber

Ginsengwurzeln erhält man in Apotheken und im ethnobotanischen Fachhandel (siehe Seite 92f.). Ginsengpräparate bekommt man in Drogerien und Apotheken. Monopräparate sind z. B.: Alsi-Ginsengkapseln, Alsi-Ginseng-pur (Pulver), Ardey-aktiv, Gerivit, Ginroy, Ginsana G115 (standardisiertes Präparat), Ginsana Tonic (standardisiertes Präparat), Hevert Aktivon mono, Kneipp Ginseng Dragees, Kneipp Ginseng Tonic, Korea Ginseng extra stark, Kumsan Ginseng Much, Orgaplasma, Solaguttae-Ginsengkapseln N, Tai Ginseng forte.

**Das Nebenwirkungsrisiko von Ginseng ist ausgesprochen gering. Die aufgeführten Risiken stammen alle aus Ländern, in denen Ginseng als Nahrungsergänzungsmittel auf dem Markt ist, für das weder Dosierungsanleitungen noch arzneimittelrechtliche Überprüfungen verbindlich sind.**

## Anwendung

Ginsengwurzeln werden am besten in einer Suppe mitgekocht. Als Dosierung werden ein bis zwei Gramm geriebene Wurzel pro Tag empfohlen. Präziser ist jedoch die Einnahme von Ginsengpräparaten. Die empfohlene Dosierung liegt hier bei 250 bis 500 Milligramm Ginsengwurzelextrakt pro Tag. Es sind allerdings nur wenige standardisierte Produkte mit garantiertem Wirkstoffgehalt auf dem Markt. In jedem Fall ist aber den Monopräparaten der Vorzug zu geben, da in Kombinationspräparaten der Ginsenganteil zu gering ist.

# Kava-Kava (Piper methysticum)

**Der Legende nach soll die Kava-Kava-Wurzel von den Göttern gesandt worden sein. Noch heute wird sie zu geselligen und rituellen Gelegenheiten verzehrt, um dadurch Friedfertigkeit und Freundschaft zu bekunden.**

Die Heimat der Kava-Kava-Wurzeln sind die Inseln der Südsee. Die Einwohner pflegen noch heute die traditionelle Zubereitung: Die Wurzeln werden zerkleinert und anschließend zerkaut oder mit kaltem Wasser vermischt, um dann in geselligem Beisammensein getrunken zu werden. Der erdige Geschmack der Wurzeln ist nicht unbedingt etwas für den europäischen Gaumen. Der erste Europäer, der über Kava-Kava und seine Heilwirkungen berichtete, war ein junger Forschungsreisender namens Georg Forster, der den berühmten Schiffskapitän James Cook auf seinen Reisen durch den Pazifik begleitete. Die erste wissenschaftliche Veröffentlichung geht auf das Jahr 1874 zurück. Hier wurde auch erstmals von den positiven Wirkungen von Kava-Kava auf die menschliche Psyche berichtet.

## Wirkung

**In einer Studie konnten dem Kava-Kava-Extrakt bei äußerlicher Anwendung ähnliche betäubende Eigenschaften nachgewiesen werden wie dem Kokain – ohne dessen Nebenwirkungen zu besitzen.**

Die Wirkung der angstlösenden Kavapyrone hängt stark von ihrer Dosierung ab. Bei mäßiger Dosierung wirken sie bei innerlicher Anwendung leicht entspannend und beruhigend, bei mäßig hoher Dosierung fördern sie den Abbau von Ängsten, während hohe Dosierungen die Muskeln erschlaffen lassen und regelrecht wie ein Einschlafmittel wirken (ohne dabei am nächsten Morgen im Kater zu enden, wie das beispielsweise bei Alkohol oder anderen Einschlafhilfen der Fall ist). Im Labor konnte nachgewiesen werden, dass die Kavapyrone auch bei Herzrhythmusstörungen helfen können.

Die angstlösenden Eigenschaften von Kava-Kava konnten durch zahlreiche klinische Studien belegt werden. Es hat sich dabei herausgestellt, dass Kava-Kava ähnlich wirkt wie die Benzodiazepine – ohne deren Nebenwirkungen. Auch die äußerliche Anwendung von Kava-Kava ist sinnvoll. Schon beim Kauen der Wurzeln spürt man, wie die Zunge abkühlt und an Gefühl verliert – ein Hinweis darauf, dass Kava-Kava lokalanästhetische Eigenschaften besitzt und sich dadurch zur örtlichen Betäubung eignet, z. B. bei Zahnschmerzen.

## Kava-Kava-Wirkungen auf einen Blick

Kava-Kava hilft bei:

- ▶ Abgeschlagenheit, Schmerzen
- ▶ Körperlich-seelischer Erstarrung infolge von Ängsten
- ▶ Müdigkeit und Erschöpfung infolge von Ängsten
- ▶ Nervösen Spannungszuständen
- ▶ Schlafstörungen

**Nebenwirkungen**

Kava-Kava verstärkt die Wirkung von Alkohol, Barbituraten und Psychopharmaka. Ansonsten kann es bei längerfristiger Einnahme zu einer leichten Gelbfärbung der Haut kommen, die allerdings gesundheitlich unbedenklich ist. In sehr seltenen Fällen kommt es zu allergischen Reaktionen.

**Kava-Kava besitzt auch antikonvulsive Eigenschaften, d. h., dass es bei epileptischen Anfällen hilfreich sein kann. Vor einer Selbstmedikation bei Epilepsie sei jedoch gewarnt, denn die Einnahme muss in jedem Fall mit dem Arzt abgestimmt werden!**

## Kleiner Einkaufsratgeber

Kava-Kava-Wurzeln erhält man in Apotheken und im ethnobotanischen Fachhandel (Adressen siehe Seite 92f.). Extrakte gibt es in den Apotheken und in großen Drogeriemärkten.

## Anwendung

*Zutaten:* 15–30 g geschälte Wurzeln, 1 Glas Wasser
*Anwendung:* Die Wurzeln werden zerkleinert und gekaut, bis sich eine zähe Masse bildet. Diese spuckt man in ein Glas mit Wasser. Für etwa 20 Minuten ziehen lassen, dann abseihen und trinken. So erhält man die intensivste Kava-Kava-Wirkung. Man kann das Kava-Kava-Kau-und-Spuck-Verfahren täglich 2-mal wiederholen.

**Im Handel erhältliche Kava-Kava-Präparate: Algin, Antares 120, Ardeydystin forte, Cefakava 150, kava von ct, Kava-ratiopharm Kapseln, Kavatino, Kavesedon, Kavosporal forte, Laitan 100, Nervonocton N.**

**Kava-Kava-Präparate**

Weniger wirkungsvoll, dafür medizinisch exakt ist die Anwendung mit Kava-Kava-Extrakten aus dem Handel. Die empfohlene Dosis richtet sich nach der Leitsubstanz der Kava-Kava-Wurzel, dem Kavapyron. Sie liegt bei 120 bis 240 Milligramm.

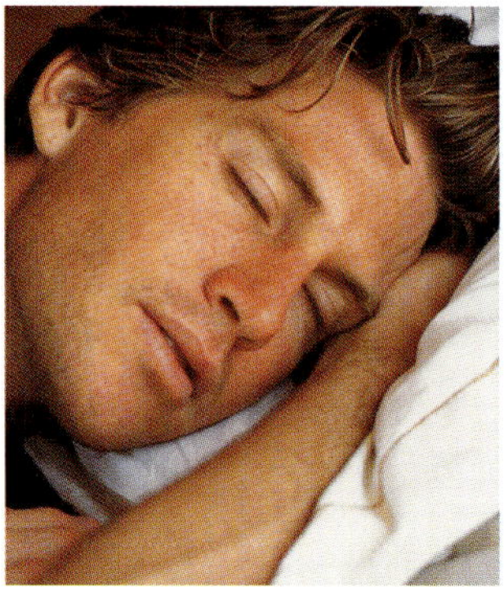

*Süßer Schlummer lädt die Energiedepots wieder auf.*

# Erholung durch Schlaf

## Goldmohn (Eschscholtzia californica)

Der kalifornische Goldmohn wurde erstmals vom Dichter Adelbert von Chamisso (1781–1838) beschrieben, der die Pflanze bei einer Weltumsegelung entdeckte. Die frühen spanischen Siedler Kaliforniens nannten das etwa 60 Zentimeter hoch werdende Mohngewächs Copa del Oro: Goldbecher. Sie erzählten die Legende, dass die orangefarbenen Blütenblätter in der Erde zu Gold verwandelt würden. 1848 brach in Kalifornien – nachdem das Land amerikanisiert worden war – der Goldrausch aus.

Bei den nordamerikanischen Indianern ist der Goldmohn eine uralte und traditionsreiche Heilpflanze. Sein Wurzelsaft wurde zur Reinigung von Wunden eingesetzt, und man steckte sich ganze Wurzelstücke in Zahnlöcher, um den Kariesschmerz zu betäuben. Die Indianerfrauen der Costanoan legten Goldmohnblüten unter die Kopfkissen ihrer Kinder, um sie zum Schlafen zu bringen. Und an der Westküste raucht man noch heute die Blüten des Goldmohns, wenn gerade kein Marihuana verfügbar ist.

Als Schlafmittel kommt Goldmohn mittlerweile auch in Deutschland zum Einsatz, und zwar in der Homöopathie. Dies brachte denn auch hierzulande dem kalifornischen Mohngewächs einen neuen Spitznamen ein: Schlafmützchen.

**Seinen lateinischen Namen »Eschscholtzia« hat der Goldmohn von dem deutschen Chirurgen Dr. J. F. Eschscholtz (1793–1831), der als Naturforscher an denselben Expeditionen beteiligt war wie der Dichter Chamisso, der die Pflanze zum ersten Mal beschrieb.**

### Wirkung

Im Goldmohn dominieren als Wirkstoffe Alkaloide wie Chelerythin und Sanguinarin, von denen bekannt ist, dass sie sich gezielt an bestimmte Rezeptoren in unserem Nervensystem andocken und dementsprechend psychische Wirkungen entfalten können. Im Unterschied zu Schlafmohn wirkt Goldmohn jedoch ausgesprochen mild und ohne Risiko.

Geraucht rufen Blätter und Blüten des Goldmohns leichte Euphoriezustände hervor, die etwa eine halbe Stunde lang anhalten. Ähnliche Wirkungen – allerdings deutlich länger – sind auch beim Trinken von Goldmohntee zu beobachten. Seine Extrakte zeigten im Labor schlaffördernde, beruhigende und angstlösende Wirkungen.
Doch damit nicht genug: Goldmohn verbessert außerdem die Sauerstoffversorgung des Körpers und die Aufnahme von Vitamin A, und damit ist er weit mehr als nur Marihuanaersatz oder bloßes Schlafmittel. Er eignet sich durchaus dazu, konzentrative Durststrecken bei geistigem Arbeiten zu überwinden. Goldmohn schärft den Durchblick – und das nicht allein im übertragenen Sinn, denn die verbesserte Vitamin-A-Verwertung wirkt sich auch positiv auf das Sehvermögen aus.

**Wissenschaftler vermuteten lange Zeit, dass der Goldmohn Morphine enthalten würde, genauso wie sein berüchtigter Verwandter, der Schlafmohn. Dieser Verdacht bestätigte sich jedoch nicht. Goldmohn entfaltet seine psychoaktiven Wirkungen glücklicherweise nicht durch das süchtig machende Morphin.**

### Nebenwirkungen

Goldmohn ist fast frei von Nebenwirkungen. Die Gefahr einer Sucht besteht nicht. Schwangeren Frauen wird allerdings vom Goldmohn abgeraten, da die Pflanze in der indianischen Volksmedizin zum Abstillen eingesetzt wurde, möglicherweise also den Milchfluss hemmt.

## Kleiner Einkaufsratgeber

Die Samen des Goldmohns erhält man in fast jeder guten Gärtnerei oder Blumenhandlung. Der ethnobotanische Fachhandel (siehe Seite 92f.) führt neben dem Samen auch das Kraut. In den USA werden außerdem flüssige Extrakte des Goldmohns verkauft.

### Goldmohnwirkungen auf einen Blick

Goldmohn hilft bei:

- Burnout
- Depressiven Erschöpfungszuständen
- Konzentrationsschwäche
- Lähmender Angst, die zu Erschöpfung führt
- Müdigkeit durch Sauerstoffmangel
- Schlaflosigkeit
- Schmerzen

*Der Dichter und Naturforscher Adelbert von Chamisso unternahm von 1815 bis 1818 eine Weltumsegelung. Dabei fand er u. a. das »Schlafmützchen«, den gelb bis orange blühenden Goldmohn, auf. Er beschrieb es in seinem Werk »Bemerkungen und Ansichten auf einer Entdeckungsreise«.*

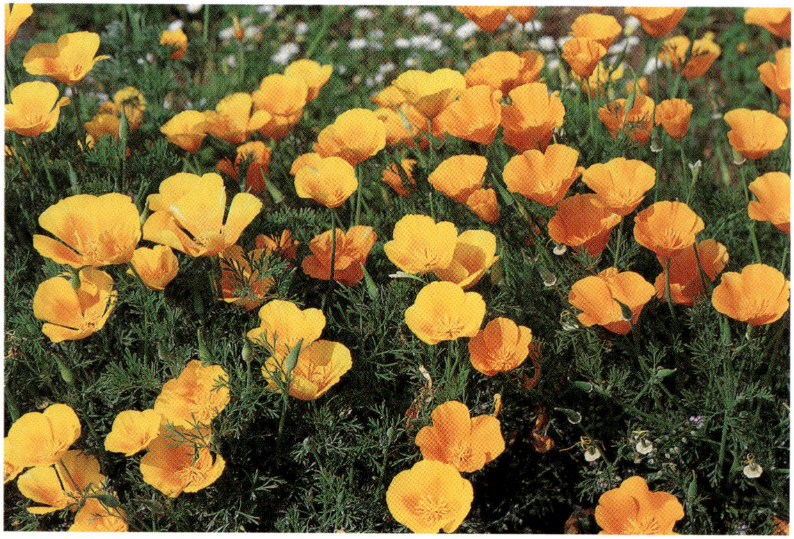

### Anwendung

Verwendet werden das getrocknete Kraut sowie die getrockneten Früchte und Blüten des Goldmohns. Man kann sie in eine Pfeife stecken und – pur oder gemischt mit normalem Pfeifentabak – den Rauch inhalieren. Schlaffördernd wirken aber ebenso Goldmohnblüten, die man unter ein Kopfkissen legt – eine Methode, die vor allem bei Kindern Erfolg versprechend ist. Aus Goldmohnkraut kann auch ein Tee hergestellt werden. Dazu wird 1 gehäufter Teelöffel des Krauts mit 1 Tasse kochendem Wasser überbrüht und für etwa 12 bis 15 Minuten zugedeckt stehen gelassen.

**Die psychischen Wirkungen des Tees halten länger an als beim Rauchen; außerdem treten sie mit größerer Wahrscheinlichkeit ein: Goldmohnrauchen wirkt nicht bei jedem.**

## Magnettherapie

Wahrscheinlich waren es die Chinesen, die als Erste Magnete in der medizinischen Therapie einsetzten. Richtig bekannt wurde diese Methode jedoch erst in den Hieroglyphen Ägyptens sowie in den Zeugnissen antiker Gelehrter. Hippokrates (ca. 460–370 v. Chr.) etwa behandelte unfruchtbare Frauen, indem er ihnen mit Muttermilch, Blei und Magnetit aufgeladene Tampons einführte. Der römische Geschichtsschreiber Plinius d. Ä. (23–79 n. Chr.) berichtet von Magneten, die in der Therapie von Augenentzündungen und Brandwunden verwendet wurden – ein Einsatzgebiet, das auch aus heutiger Sicht noch sinnvoll ist. In diesem Jahrhundert bekam der therapeutische Magnetismus eine solide wissenschaftliche Grundlage. Es liegen zahlreiche Labor- und Klinikstudien vor, die deutliche Hinweise darauf geben, dass Magnete bei unterschiedlichen Krankheiten helfen können. Besonders erfolgreich sind sie bei Schlafstörungen und Schmerzen.

**Der Magnettherapie haftet immer noch das Image des Mysteriösen an, was sicherlich auch daran liegt, dass die unsicht- und unhörbaren Magnetstrahlen für unseren Verstand schwer zu akzeptieren sind. Trotzdem existieren wissenschaftliche Belege für ihre Wirksamkeit.**

## Wirkung

Es gehört zu den jahrhundertealten Weisheiten der Volksmedizin, dass man besser und tiefer schläft, wenn das Bett in Nord-Süd-Ausrichtung steht und der Kopf zum Nordpol weist. Ebenfalls bekannt ist, dass Menschen in Holzhäusern und Flachbauten einen erholsameren Schlaf finden als in mehrstöckigen Betonbauwerken. Wissenschaftliche Studien konnten diese Phänomene bestätigen, erklären konnten sie sie lange Zeit nicht. Im Jahr 1992 entdeckte dann Professor Joseph Kirschvink vom California Institute of Technology in Pasadena, dass sich im menschlichen Gehirn nicht unerhebliche Mengen an magnetischem Material – nämlich an Magnetit – befinden. Zuvor war dieses Material als Orientierungshilfe im Hirn nur von einigen Tieren wie den Tauben bekannt gewesen. Der Mensch der Gegenwart benutzt freilich seinen Magnetitkompass nur noch wenig, um sich zu orientieren. Trotzdem bleibt der Magnetitanteil im Gehirn auch heute nicht ohne Wirkung. Es ist davon auszugehen, dass schwache, von außen auf den menschlichen Körper einwirkende Magnetfelder im Magnetit des Gehirns gebündelt und dadurch im Kopfinneren verstärkt werden. D. h., gerade das Gehirn wird aufgrund seines Magnetitanteils besonders sensibel auf Veränderungen reagieren, die sich in unserer Umgebung abspielen. Dies bildet eine solide Basis, um Schlafstörungen im Zusammenhang mit Magnetfeldern zu erklären. Das Gehirn wurde über viele Jahrtausende auf das Nord-Süd-Magnetfeld der Erde geeicht. Kommt es zu einem Abfall des Magnetfelds, z. B. aufgrund einer Stahlbetonkonstruktion, in der man lebt und schläft, wird das Gehirn diesen Abfall als Veränderung empfinden und Probleme bekommen, die Nord-Süd-Ausrichtung des Erdmagnetfelds wahrnehmen zu können. Beides zusammen wird als Stress empfunden – und Stress ist ein Alarmsignal, das im Schlafzentrum dazu führt, den Schlaf auf geringere Tiefe einzurichten. In der Folge kommt es dann zu Schlafstörungen.

**Magnettherapie hat nichts mit den elektromagnetischen Feldern zu tun, wie sie etwa durch Starkstromleitungen erzeugt werden. Von Heilmagneten sind praktisch keinerlei Nebenwirkungen auf den menschlichen Organismus zu befürchten.**

**Nebenwirkungen**

Die magnetischen Felder von Starkstromleitungen oder Elektrogeräten stehen z. B. im Verdacht, Krebs erzeugend zu sein. Von den Magneten, die in der Therapie eingesetzt werden, sind solche Wirkungen nicht zu befürchten, speziell dann, wenn es sich um Dauermagneten handelt, die keinerlei Stromzufluss brauchen. Die Weltgesundheitsorganisation stellt fest: »Statische Magnetfelder bis zu einer Stärke von zwei Tesla (20 000 Gauss) besitzen nach vorherrschendem Kenntnisstand keinerlei schädliche Auswirkungen auf die menschliche Gesundheit.« Generell wird Menschen mit Herzrhythmusstörungen und Herzschrittmachern von einer Magnettherapie abgeraten, denn Herzschrittmacher und Aktivitäten des Herzmuskels (die auch von körpereigener Elektrizität gesteuert werden) können durch Magnetwellen irritiert werden. Konkrete Belege, ob diese These auch für die schwachen Therapiemagneten gilt, existieren nicht.

## Anwendung

Oft reicht es schon aus, das Bett in Nord-Süd-Richtung zu verschieben, wobei das Kopfende nach Norden zeigt. Dadurch wird es dem Gehirn leichter gemacht, die verlorene Nord-Süd-Ausrichtung wieder zu finden. Es gibt mittlerweile auch Magnetstreifen, die auf den Lattenrost des Bettes geklebt werden können und auf diese Weise den Verlust des Erdmagnetfelds kompensieren. Eine andere Möglichkeit: Besorgen Sie sich im Fachhandel magnetische Unterbetten. Sehen Sie dazu in den Bezugsquellen, Seite 93, nach.

# Melisse (Melissa officinalis)

Die Heilkraft der Melisse war schon den Griechen der Antike bekannt, als Mittel bei seelischen Verstimmungen. Im mittelalterlichen Klostergarten wurde sie sogar auf kaiserlichen Befehl Karls des Großen angebaut. Der berühmte Melissengeist wurde erst im 16. Jahrhundert entwickelt. Die Klosterfrau Maria Clementine Martin (1775–1843) setzte ihn erstmals zur Linderung von Herz- und Nervenleiden ein. In dieser Funktion ist der Melissengeist heute noch im Handel. Er enthält aber neben Melisse auch zahlreiche andere Kräuter, so dass er nicht zu den eigentlichen Melissenmitteln gezählt werden sollte.

**Die Namen »Frauenkraut« und »Mutterkraut« verweisen auf die volksmedizinische Anwendung der Melisse als Heilmittel bei Frauenkrankheiten. Ihre Wirkung als Herz- und Kreislaufmittel kommt in Namen wie »Herzkraut« und »Herztrost« zum Ausdruck.**

## Wirkung

Melisse gehört zu den Pflanzen mit besonders hohem Gehalt an ätherischen Ölen. Hervorzuheben sind Citronellol, Linalool und Zitral. Sie wirken krampflösend und entspannend. Die beruhigenden Wirkungen von Melissenbädern sind wissenschaftlich gut dokumentiert. Sie scheinen demzufolge sogar Einschlafklassikern wie Hopfen und Baldrian deutlich überlegen zu sein.

Als Gerbstoffdroge zählt Melisse traditionell zu den Herzstärkungsmitteln. Dies bedeutet, dass sie nicht nur über den schlaffördernden Effekt für den Alltag mobilisierend wirkt, sondern auch als direkter Muntermacher – vor allem für Menschen mit Herzschwäche oder niedrigem Blutdruck – funktioniert.

Zu möglichen Risiken: Melisse können Sie bedenkenlos verwenden, Nebenwirkungen sind keine bekannt.

### Melissewirkungen auf einen Blick

Melisse hilft bei:

- Müdigkeit durch Hypotonie
- Appetitmangel
- Herz-Kreislauf-Schwäche
- Kopfschmerzen
- Menstruationsbeschwerden
- Nervosität
- Schlafstörungen

## Kleiner Einkaufsratgeber

Getrocknete Melissenblätter erhalten Sie in jeder Apotheke und in einigen Reformhäusern und Teefachgeschäften. Die Präparate gibt es in Apotheken und Drogerien zu kaufen.

## Melisse in der freien Natur sammeln

Gesammelt werden die Blätter in der Zeit von Mai bis Juni. Dann ist ihr Anteil an ätherischen Ölen besonders hoch. Legen Sie die Blätter auf dem Dachboden zum Trocknen aus. Sie werden ungefähr nach einer Woche trocken sein. Dann werden sie zerkleinert und in luftdichte und lichtundurchlässige Behälter gefüllt.

**In vielen der gängigen Melissenpräparate ist die Melisse selbst nur in Spuren vertreten. Es bleibt die Frage, ob sie darin als Wirkstoff überhaupt aktiv sein kann – oder ob sie nicht nur ihren guten Namen abgeben soll. Unser Tipp: Bevorzugen Sie Präparate mit dominantem Melissenanteil – oder aber die getrockneten Blätter, die man preiswert in jeder Apotheke bekommt.**

## Melisse aus eigenem Anbau

Die Melisse ist robust, ihr Anbau ist daher kein Problem. Die Auspflanzung erfolgt Ende März/Anfang April, in Abständen von 35 Zentimeter. Die Pflanze bevorzugt humusreiche Böden oder lehmigen Sand mit viel Sonne und wenig Wind. Im Winter sollte sie mit einer Reisigdecke vor Frost geschützt werden.

## Anwendung

### Tee

*Zutaten:* 2 TL Melissenblätter, 1 Tasse Wasser
*Zubereitung:* Übergießen Sie die Blätter mit heißem (nicht kochendem) Wasser, lassen Sie sie zugedeckt ziehen, und seihen Sie nach 10 Minuten ab. Trinken Sie 3 Tassen täglich. Eine Kur hilft bei Herzproblemen, Nervosität, Schlafstörungen und Appetitmangel.

### Tinktur

*Zutaten:* 20 g Melissenblätter, 100 ml Alkohol (70 %)
*Zubereitung:* Übergießen Sie die Blätter mit dem Alkohol, und lassen Sie alles für 10 Tage an einem warmen Platz ohne direkte Sonnenein-

strahlung ziehen. Gießen Sie die Tinktur ab, und füllen Sie sie in eine Tröpfchenzählflasche. 2-mal täglich 15 Tropfen helfen bei Herz- und Kreislaufproblemen; in äußerlicher Anwendung auf Watte wirkt die Tinktur gegen Herpes und einige Fußpilzarten.

**Monozubereitungen aus Melisse sind beispielsweise Kneipp-Melissen-Pflanzensaft und Spreewälder Pflanzenextrakt Melisse.**

**Bad**

Geben Sie ein Leinensäckchen oder eine große Teesiebkugel mit getrockneter Melisse in die Badewanne und lassen dann das Wasser einlaufen. Baden Sie für etwa 15 Minuten in dem Melissenbad. Es besitzt einen ausgesprochen beruhigenden und entspannenden Effekt, sollte daher vorzugsweise am Abend zum Einsatz kommen.

# Passionsblume (Passiflora incarnata)

Lange bevor die südamerikanische Passionsblume Einzug in den Arzneimittelschatz Europas hielt, faszinierte sie bereits die Gartenliebhaber der alten Welt. Denn die Schönheit ihrer Blüten sucht ihresgleichen, und ihre Vielfalt ist sogar einzigartig: Der Blumenliebhaber kann aus über 400 Arten von Passionsblumen wählen, und jede einzelne Variante besticht durch eigene Formen und Farben der Blüten. Als psychoaktive Pflanze ist allerdings nur eine Art von Bedeutung, nämlich Passiflora incarnata. In ihr treffen anregende und gleichzeitig beruhigende Wirkungen in einmaliger Weise zusammen.

**Ein enger Verwandter der Heilpflanze Passiflora incarnata ist Passiflora edulis. Ihre Früchte kennen wir bei uns als Maracujaobst.**

## Wirkung

Lange Zeit galten als Hauptwirkstoffe der Passionsblume die so genannten Harmanalkaloide. Doch ihre Konzentration ist zu gering, um tatsächlich wirksam sein zu können. Aus heutiger Sicht scheinen vor allem die Flavonoide Apigenin und Luteolin für die psychischen Effekte von Passiflora verantwortlich zu sein. Zubereitungen von Passiflorablüten wirken zunächst anregend und stimmungsaufhellend, danach jedoch beruhigend. Der beste Zeitpunkt der Einnahme ist deshalb etwa zwei bis drei Stunden vor der Nachtruhe oder dem

Nachmittagsschlaf. Passiflorazubereitungen vertiefen den Schlaf und geben ihm besonders intensive Träume. Dem Gehirn des Betroffenen wird dadurch die Chance gegeben, durch nächtliche Traumarbeit besser mit Problemen und Sorgen fertig zu werden. Anders ausgedrückt: Die Passionsblume verbessert unsere Psychohygiene, indem sie unserem Gehirn psychisch belastende Erlebnisse besser zu verarbeiten hilft. Sie nutzt vor allem den schlechten und traumarmen Schläfern unter uns, also jenen, die sich nach dem Aufwachen abgeschlagen und wie gerädert fühlen.

**Ihren Namen »Passionsblume« verdankt Passiflora den spanischen Missionaren. Sie sahen in dem bizarren Muster der Passiflorablüten einen Hinweis auf das Mysterium und die Leidensgeschichte Jesu.**

### Das Therapeutikum der Mitte

In der Passionsblume verbinden sich anregende und beruhigende Effekte zu einem einmaligen psychoaktiven Erlebnis, Heilpflanzenexperten bezeichnen sie daher gern als Phytotherapeutikum der Mitte. Mit Baldrian und Melisse teilt sie die beruhigenden Wirkungen, mit Rosmarin den anregenden und mit Weißdorn den blutdruckstabilisierenden Effekt. Und in seiner euphorisierenden Wirkung erinnert sie sogar an Rauschmittel wie Marihuana und Opium, ohne freilich ein Suchtpotenzial zu haben. Passiflora wird daher gern mit anderen psychoaktiven Heilpflanzen kombiniert.

### Als Tee wirkungslos

Ihr besonderes Problem besteht allerdings darin, dass ihre Wirkstoffe nur schlecht wasserlöslich sind. Das normale Aufgießen hat daher bei der Passionsblume nur wenig Zweck. Sie muss mit Alkohol zubereitet oder aber richtig ausgekocht werden. Eine andere Möglichkeit besteht darin, das Kraut in die Pfeife zu stopfen und zu rauchen.

## Passiflorawirkungen auf einen Blick

Passiflora hilft bei:

- Abgeschlagenheit, besonders am Morgen
- Angststimmungen, depressiven Verstimmungen
- Migräne
- Nervöser Unruhe
- Reizbarkeit
- Schlafstörungen, Stimmungsschwankungen

**Nebenwirkungen**
Nebenwirkungen sind bei richtiger Dosierung (acht bis zehn Gramm Passiflorakraut pro Tag) nicht zu befürchten. In hohen Dosierungen (mehr als 20 Gramm) kann es zu Halluzinationen kommen.

## Kleiner Einkaufsratgeber

Sie erhalten getrocknetes Passionsblumenkraut in einigen Apotheken und Reformhäusern sowie im ethnobotanischen Fachhandel (siehe Seite 92f.) und einigen Tee- und Kräutergeschäften. Daneben gibt es Passiflora auch als Fertigarzneimittel in Apotheken und Drogerien. Ein Monopräparat sind die Curarina Tropfen, außerdem existieren noch zahlreiche Produkte, in denen das südamerikanische Kraut mit anderen Heilpflanzen kombiniert wird. Oft ist jedoch der Passifloraanteil so gering, dass von ihm keine sonderliche Wirkung erwartet werden darf. Beschränken Sie sich daher auf das Monopräparat oder auf die eigene Zubereitung aus Passiflorakraut.

**Passiflorazubereitungen wirken zusätzlich auch schmerzhemmend und entspannend auf die Blutgefäße. Sie helfen dadurch bei Migräne.**

## Anwendung

*Zutaten:* 10 g getrocknetes Passiflorakraut, 250 ml Wasser, etwas Zucker, etwas Zitronensaft
*Zubereitung:* Kochen Sie das Kraut mit dem Wasser zusammen – ohne Topfdeckel – auf. Lassen Sie die Mischung so lange kochen, bis der Wasserspiegel deutlich (um etwa 50 Milliliter) abgesunken ist, dann gießen Sie noch einmal etwas Wasser nach, bis wieder der ursprüngliche Wasserstand im Topf erreicht ist. Das Ganze abseihen und abkühlen lassen. Beim Servieren würzen Sie den Passionsblumensud noch mit Zucker und Zitronensaft, um ihn dann zusammen mit einigen Eiswürfeln »on the rocks« zu servieren bzw. selbst zu trinken. Ein geschmackvoller Drink, der außerdem noch die Psyche auf Touren bringt. Trinken Sie davon nicht mehr als 2 bis 3 Gläser pro Tag, das letzte Glas 2 Stunden vor dem Zubettgehen.
**Tipp** Passiflorakraut kann auch – pur oder gemischt mit entsprechendem Tabak – in der Pfeife geraucht werden.

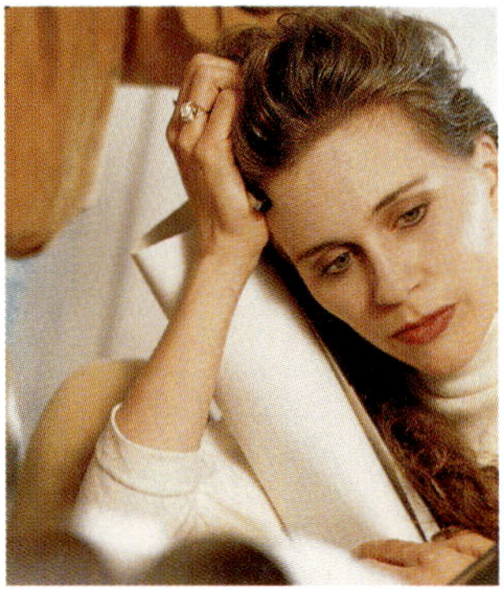

*Mit Pflanzenkräften lassen sich seelische Tiefs bezwingen.*

**Die Betelnuss ist wahrscheinlich eines der ältesten Rauschmittel der Menschen überhaupt. Ausgrabungen in Thailand belegen, dass sie schon zu prähistorischen Zeiten verwendet wurde.**

# Hilfe bei depressiver Erschöpfung

## Betelnuss (Areca catechu)

Bei Betelnüssen handelt es sich um die Samen der so genannten Betelpalme, die hauptsächlich in den tropischen Gebieten Asiens wächst. Dort galten sie lange Zeit als das Genussmittel schlechthin; man schätzte ihre sanft anregenden und berauschenden Effekte auf die Psyche. Als mit den Europäern der Alkohol in Asien Einzug hielt, war es mit der Vorherrschaft der Betelnuss vorbei. Ganz verdrängt wurde sie jedoch nie. In Form der Betelbissen hat sie nach wie vor Bestand, vor allem in Neuguinea und Indonesien sowie auf den Philippinen. In den USA erhält man fertige Betelkaumischungen, die auf das westliche Geschmacksempfinden abgestimmt sind.

### Wirkung

Hauptwirkstoff der Betelnuss ist das Alkaloid Arecolin. Beim Zerkauen der kompletten Betelnüsse oder ihres Pulvers wird es durch den Speichel zu Arecaidin verseift, das direkt an unserem vegetativen Nervensystem wirkt. Darüber hinaus wirken sie anthelmintisch, d. h., dass sie auch bei Wurmerkrankungen hilfreich sein können. Als psychoaktive Pflanze wirkt die Betelnuss sanft anregend und euphorisierend; die Gefahr einer Suchtentwicklung besteht nicht.

**Abwehrstärkende Polyphenole**
Die Polyphenole der Betelnuss stärken das Immunsystem und gelten außerdem als wirksame Tumorhemmer. Da Müdigkeit oft mit einer Schwächung des Immunsystems einhergeht, kann auch von dieser Seite her ein aufmunternder Effekt der Betelnuss vermutet werden.

**Nebenwirkungen**

Wer regelmäßig Betelnüsse kaut, riskiert eine Rotverfärbung seiner Zähne. Diese Verfärbung ist allerdings nicht ungesund. Im Gegenteil: Auf den Philippinen gilt Betelnusskauen als wirksamer Kariesschutz. Vorsicht: In hohen Dosierungen von über acht Gramm Betelnuss können die Betelnussalkaloide zu tödlicher Herz- oder Lungenlähmung führen! Als optimale Einzeldosis gelten drei bis vier Gramm, ein- bis zweimal pro Tag; zwischen den einzelnen Anwendungen sollten mindestens sechs Stunden liegen.

**Betelnuss ist als Rauschmittel erheblich unproblematischer als Alkohol oder Nikotin. Voraussetzung ist allerdings, dass die Einzeldosis von drei bis vier Gramm nicht überschritten wird.**

## Kleiner Einkaufsratgeber

Kräuterläden und Reformhäuser führen Betelnüsse im Allgemeinen nicht. Sie erhalten Betelnüsse und Betelnusspulver im ethnobotanischen Fachhandel (siehe Seite 92f.).

## Anwendung

Die traditionelle Anwendung erfolgt über die so genannten Betelbissen. Hierzu werden einige Stücke der zerkleinerten Betelnuss mit etwas gelöschtem Kalk in ein Blatt des Betelpfeffers (Piper chavica betel) eingewickelt. Dieser Bissen wird zerkaut. Dabei bildet sich ein Saft, der anfangs noch ausgespuckt werden sollte – erst der sich nachfolgend bildende Saft wird geschluckt. In ihm befinden sich die verseiften Alkaloide, von denen die psychoaktive Wirkung ausgeht. Der Betelanfänger sollte seine Happen zunächst einmal ohne Kalkzusatz ansetzen, da dadurch die Wirkung der anregenden Alkaloide deutlich abgeschwächt wird.

**Leider ist es hierzulande nicht einfach, an die Blätter des Betelpfeffers heranzukommen (man erhält sie in einigen asiatischen Gewürz- oder Lebensmittelgeschäften). Alternativ können aber auch gekochte Kohlblätter (z. B. von China- oder Weißkohl) verwendet werden.**

### Betelnusswirkungen auf einen Blick

Betelnuss hilft bei:

- Depressiver Erschöpfung
- Stimmungstiefs
- Abgeschlagenheit durch Immunschwäche
- Ängstlicher Unruhe

# Johanniskraut (Hypericum perforatum)

Johanniskraut wächst eher an unscheinbaren Plätzen wie etwa an Eisenbahngleisen oder Schutthalden. Es war schon den Griechen der Antike als Heilmittel bekannt; sie verwendeten es äußerlich zur Wundheilung. In der Volksmedizin wird Hypericum seit alters zur Behandlung von Furunkeln, Hämorrhoiden, Wunden, Quetschungen, Verbrennungen und Neuralgien eingesetzt. Der Blütenaufguss sollte Blutflüsse heilen und die Monatsregeln schmerzlos machen, während der Weingeistauszug bei Bettnässen und nachgeburtlichen Krämpfen der Frau zum Einsatz kam. Die gesottenen Samen sollten den Durchfall stoppen, den Harnfluss anregen und gegen Migräne helfen, »die in der Galle sitzt«. Viele dieser Heilwirkungen konnten Wissenschaftler bestätigen. Heute gilt das Kraut als eine der großen Entdeckungen in der Therapie von Depressionen.

**Johanniskraut zählt zu den wenigen Heilkräutern, deren Wirkung nicht nur im Labor, sondern auch am Menschen in umfangreichen klinischen Untersuchungen bestätigt werden konnte. Es gehört ohne Zweifel zur ersten Garnitur der depressions- und angsthemmenden Arzneimittel.**

## Wirkung

Johanniskraut enthält zahlreiche ätherische Öle und Flavonoide sowie die Wirkstoffe Hyperizin und Hyperforin. Hyperizin galt lange Zeit als Hauptwirkstoff in der Behandlung von Depressionen und Ängsten; seit kurzem richtet sich das Augenmerk der Wissenschaftler verstärkt auf das Hyperforin. Johanniskraut fördert die Entspannung des gesamten Nervensystems und damit die Entspannung der Muskulatur. So löst es muskuläre Verspannungen und Spannungskopfschmerzen und stabilisiert den Schlaf. Zudem wird unter Hypericumeinfluss die Aktivität von Serotonin, einem stimmungsaufhellenden Botenstoff, erhöht. Eine der Stärken von Johanniskraut liegt in der so genannten Lichtutilisation, also darin, dass es die positiven Wirkungen von Licht auf unser psychisches Befinden verstärkt (wie jeder weiß, bessert sich unsere Stimmung, wenn die Sonne scheint, und sie verschlechtert sich, wenn es oft bewölkt ist). Dies macht das Kraut zu einem optimalen Mittel für alle, deren Stimmungsbarometer in den trüben Wintermonaten deutlich nach unten sackt.

## Johanniskrautwirkungen auf einen Blick

Johanniskraut hilft bei:
- Depressiven Verstimmungen
- Nervosität und Gereiztheit
- Schlafstörungen
- Spannungskopfschmerzen
- Wintermüdigkeit

**Nebenwirkungen**
Die immer wieder zu hörende Warnung, wonach es bei Kombination von Hypericum mit starkem Sonnenlicht zu Hautentzündungen oder einer Trübung der Augenlinsen kommen könnte, hat im Alltag kaum eine praktische Grundlage. Derartige Effekte treten erst bei extrem hohen Hypericum- bzw. Lichtdosierungen auf. Wer gerade eine Johanniskrautkur macht, muss sicherlich nicht das Sonnenlicht meiden. Er sollte jedoch darauf verzichten, im Sommer längere Sonnenbäder zu nehmen oder sich unter eine Höhensonne zu legen.

**Johanniskraut ist kein Kraut für die schnelle erste Hilfe bei depressiven und nervösen Erschöpfungszuständen. Seine Wirkungen treten erst nach etwa drei Wochen ein. Presssaft und Präparate aus Johanniskraut erhalten Sie in jeder Apotheke, in Reformhaus und Drogerie.**

## Anwendung

Johanniskraut entfaltet seine Wirkungen erst nach einer Zeit von etwa drei Wochen, es zählt also nicht zu den psychoaktiven Pflanzen mit spontan einsetzender Wirkung. Zur Anwendung eignen sich sowohl die zahlreichen Hypericumpräparate als auch der Presssaft. Der Teeaufguss scheint hingegen weniger ergiebig zu sein. Der Presssaft aus Johanniskraut ist in seiner depressionshemmenden Wirksamkeit recht hoch einzuschätzen. Er schmeckt pur sehr streng und bitter, gemischt mit Orangensaft erinnert er an Campari-Orange. Die empfohlene Dosis liegt bei einem Esslöffel pro Tag.

**Keine Einigkeit über die Dosierung**
Bei den Präparaten bestehen große Unterschiede hinsichtlich der Menge des enthaltenen Johanniskrautextrakts. Man kann ihnen daher unmöglich die gleiche Wirkung unterstellen. Außerdem konnten die Hersteller bei den Dosierungsempfehlungen keinerlei Einigung erzielen. So empfiehlt Hyperforat 0,30 Milligramm Gesamthyperizin

pro Tag, während Jarsin von einer täglichen Menge von 2,7 Milligramm ausgeht. Die meisten Ärzte sind leider ebenfalls überfordert, wenn es um die genauen Dosierungen geht. Der Patient ist also mehr oder weniger auf sich allein gestellt. Glücklicherweise bestehen beim Johanniskraut so gut wie keine Risiken von Nebenwirkungen, so dass auch höhere Dosierungen in der Regel keinen Schaden anrichten. Dennoch sollte die Tagesration von einem Milligramm Gesamthyperizin möglichst nicht überschritten werden, da eine höhere Dosierung keinen therapeutischen Sinn erfüllt und nur überflüssige Kosten verursacht. Um sie einzuhalten, schauen Sie auf den Beipackzettel nach der angegebenen Menge des Gesamthyperizins (sie ist relevant, nicht die Menge des Trockenextrakts!) für eine Tablette, ein Dragee oder eine Kapsel. Beträgt sie – wie beispielsweise bei Esbericum – 0,25 Milligramm, bedeutet das, dass Sie vier Einheiten pro Tag einnehmen dürfen. Grundsätzlich ist die Dosierung mit Tabletten, Dragees oder Kapseln leichter zu kontrollieren als mit Tinkturen. Je kleiner dabei die einzelnen Tabletten oder Kapseln, desto mehr Möglichkeiten bleiben für den Patienten, die Dosierung den individuellen Bedürfnissen anzupassen.

**Presssaft aus Johanniskraut hält sich nach dem Öffnen der Flasche im Kühlschrank nur noch etwa zwei bis drei Wochen lang. Er sollte also zügig aufgebraucht werden.**

## Katzenminze (Nepeta cataria)

Die zu den Lippenblütlern zählende Katzenminze wächst in Europa; bei uns wird sie gern als Zierpflanze angebaut. Ihren Namen hat sie von ihrer Anziehungskraft, die sie auf Katzen ausübt. Als Heilmittel hat die Katzenminze eine lange Tradition.
So steht im Irishherbal aus dem Jahr 1735: »Sie fördert Harnlassen und Menstruation; treibt das totgeborene Kind aus; sie öffnet Vertonungen in Lunge und Gebärmutter und ist gut bei inneren Quetschungen und Kurzatmigkeit.« Hierzulande wurde sie gern zur Behandlung von Kindern mit grippalem Infekt eingesetzt, da sie schweißtreibend und fiebersenkend wirkt. Noch bekannter ist die Katzenminze aber womöglich dadurch geworden, dass sie immer wieder als Marihuanaersatz geraucht wurde.

## Wirkung

Katzenminze enthält ätherisches Öl, das überwiegend aus Nepetalactonen besteht, die man auch im Gift kalifornischer Ameisen finden konnte – und diese Tiere wurden von den Indianern bei lebendigem Leib geschluckt, um sich die nötige Bewusstseinsveränderung für ihre Rituale zu verschaffen. Dazu passt, dass Katzenminze heute noch gern als Marihuanaersatz geraucht wird. Doch selbst wenn Katzenminze leicht euphorisierend, inspirierend und angstlösend wirkt, ist sie im Unterschied zu Marihuana juristisch und medizinisch absolut unproblematisch. Suchtgefahr besteht bei ihr nicht. Ihre Anwendung erfolgt besser als Teeaufguss – und hier setzen die Wirkungen erheblich langsamer und sanfter ein als beim Rauchen.
Zu den Risiken: Katzenminze können Sie getrost immer wieder verwenden; negative Nebenwirkungen sind nicht bekannt.

**Katzenminze ist ein Klassiker unter den Kräutern, die zu sanfter Euphorie und Bewusstseinserweiterung führen können. Im Unterschied zu anderen Pflanzen, wie etwa Marihuana und Tabak, ist sie jedoch absolut risikolos.**

## Kleiner Einkaufsratgeber

Sie erhalten Katzenminze im ethnobotanischen Fachhandel (Adressen siehe Seite 92f.). Sie ist auch als Zierpflanze in Staudengärtnereien erhältlich (verschiedene Arten, auf botanischen Namen achten!).

## Anwendung

*Zutaten:* je 1 EL Katzenminze und Damiana, 250 ml Wasser
*Zubereitung:* Übergießen Sie die Kräuter mit dem heißen Wasser. Dann 5 Minuten lang ziehen lassen, schließlich abseihen. Dieser Tee wirkt leicht euphorisierend, ohne albern und überdreht zu machen. Die Geisteskräfte werden geweckt, das Bewusstsein öffnet sich.

### Katzenminzewirkungen auf einen Blick

Katzenminze hilft bei:
- Abgeschlagenheit infolge von Stress
- Angstzuständen
- Phantasielosigkeit, Stimmungstiefs

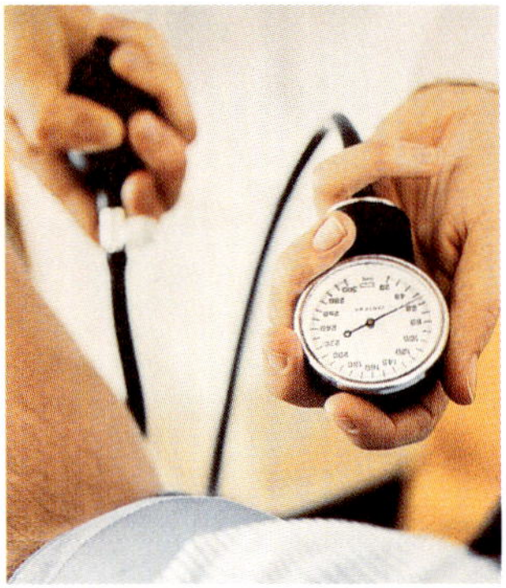

*Naturheilmittel können den Blutkreislauf regulieren.*

# Das bringt den Blutdruck in Schwung

## Meerträubel (Ephedra nevadensis)

Meerträubel ist eine der ältesten vom Menschen verwendeten Pflanzen überhaupt. Ausgrabungen belegen, dass er bereits von den Neandertalern zu rituellen und medizinischen Zwecken genutzt wurde. Die hier besprochene Art Ephedra nevadensis hat ihre Heimat im Südwesten Nordamerikas, und auch sie wurde schon zu prähistorischen Zeiten verwendet, um die Seele zu mystischen Erlebnissen zu erheben, oder ganz trivial dazu, um Durchfall zu heilen.

Aufgrund seiner aphrodisierenden Wirkung wird der Teeaufguss aus den oberirdischen Teilen der Pflanze in den USA auch »whorehouse tea« (= Hurenhaustee) genannt. Pikanterweise zählt er aber gleichzeitig zu den Lieblingsgetränken der Mormonen (der Tee wird daher auch oft als Mormonentee bezeichnet), obwohl die bekanntlich weder von Drogen noch von sexuellen Exzessen etwas wissen wollen.

**Neben Ephedra nevadensis gibt es auch noch die Meerträubelart Ephedra sinica, den chinesischen Meerträubel. Seine Tinktur, »Tinctura Ephedrae EB6«, ist Standard der traditionellen chinesischen Medizin. Chinesischer Meerträubel und seine Tinktur sind in Deutschland verschreibungspflichtig.**

### Wirkung

Ephedrin bildet den Hauptwirkstoff des Meerträubels. Es feuert unser vegetatives Nervensystem an und sorgt auf diese Weise für eine starke Ausschüttung des euphorisierenden, atembefreienden und blutdrucksteigernden Hormons Noradrenalin. Dementsprechend wirkt Meerträubel auf den menschlichen Organismus stimulierend, leistungssteigernd (Ephedrin steht auf der Dopingliste!) und stimmungsaufhellend – und das bis zu acht Stunden lang! In hoher Dosierung kommt es außerdem zu starker sexueller Erregung. Trotzdem zählt Meerträubel nicht zu den Potenzmitteln. Ganz im Gegenteil: Er führt sogar oft zu einer vorübergehenden Impotenz.

## Meerträubelwirkungen auf einen Blick

Meerträubel hilft bei:
- ▶ Akuter körperlicher Leistungskrise
- ▶ Akuten Stimmungstiefs
- ▶ Bronchitis
- ▶ Depressiver Erschöpfung
- ▶ Müdigkeit infolge von niedrigem Blutdruck
- ▶ Sexueller Unlust der Frau

**Nebenwirkungen**

Langfristiger Dauergebrauch (länger als ein Monat) von Meerträubelzubereitungen kann zur Abhängigkeit führen, beim einmaligen Gebrauch kann es – trotz gesteigerter Lustgefühle – beim Mann zu vorübergehender Impotenz kommen. Überhöhte Dosierungen (mehr als 30 Gramm pro Tag) können Appetitlosigkeit, Herzklopfen, Schlaflosigkeit und Herzrhythmusstörungen verursachen. Fazit: Für Hypotoniker, die eine Nacht durchtanzen wollen, ist Meerträubel eine Alternative. Für den Dauergebrauch ist er allerdings ungeeignet.

**Der Meerträubelwirkstoff Ephedrin wird vielen Medikamenten zugesetzt. Besonders häufig findet man ihn in Hustensäften, Heuschnupfenmitteln und Medikamenten zur Blutdrucksteigerung. Meerträubel ist in seiner anregenden Wirkung schwächer als reines Ephedrin, er ist dafür aber auch unproblematischer und geringer im Nebenwirkungsrisiko.**

## Kleiner Einkaufsratgeber

Meerträubelkraut gibt es in Apotheken, und es ist – im Verhältnis zu ephedrinhaltigen Präparaten – sehr billig. Aus diesem Grund weigern sich auch manche Apotheker, es zu verkaufen, denn sie verdienen natürlich an den teuren ephedrinhaltigen Präparaten viel mehr. In diesem Fall können Sie das Kraut über den ethnobotanischen Versandhandel besorgen (Adressen siehe Seite 92f.).

## Anwendung

*Zutaten:* 15–30 g Meerträubelkraut, 1/2 l Wasser, etwas Zitronensaft
*Zubereitung:* Geben Sie das Kraut in das kochende Wasser, und lassen Sie alles für 10 Minuten zugedeckt kochen. Nach dem Abseihen können Sie noch etwas Zitronensaft hinzufügen – dadurch wird nicht nur die Resorption der positiven Inhaltsstoffe von Meerträubel verbessert, sondern außerdem auch der Geschmack.

# Rosmarin (Rosmarinus officinalis)

Rosmarin ist ein ausgesprochen poetisches Kraut, denn es gibt kaum ein Volk, das nicht irgendeine Legende zu der nadeligen Pflanze aus dem Mittelmeerraum gestrickt hätte. In der römischen Mythologie verliehen die Götter einem Mädchen ewiges Leben, indem sie es in die Blume Rosemarie verwandelten; die zartblauen Blüten verdankt der Rosmarin christlichen Vorstellungen zufolge dem Umstand, dass Maria eine Windel des Jesuskindes über ihm trocknete; und Ophelia knüpfte im »Hamlet« einen Rosmarinkranz als Zeichen ihrer Treue. Trotzdem konnte sich Rosmarin hierzulande weniger als Gewürz denn als Medikament durchsetzen; in südlichen Küchen wird er jedoch in großem Umfang verwendet.

**Seinen Namen verdankt Rosmarin dem lateinischen »ros marinus« = Meertau, der wahrscheinlich auf seine zartblauen Blüten zurückzuführen ist.**

## Wirkung

Die ätherischen Öle wirken bei innerlicher Anwendung verdauungsfördernd, gallenflussanregend, herzkräftigend und kreislaufstabilisierend, im Labor konnten entkrampfende Effekte auf die Gallenwege festgestellt werden. Rosmarin gilt als wichtige Heilpflanze, um die Durchblutung des Herzmuskels zu verbessern; ihm kommt daher eine wichtige Rolle in der Vorbeugung und Therapie von niedrigem Blutdruck und Herzerkrankungen zu. Darüber hinaus hilft er bei der Erholung von längeren Stressphasen und Krankheiten. Das von ätherischen Ölen ausgehende Rosmarinaroma macht uns hellwach und voller Energien. Äußerlich angewandt – in Form von Öl und Bädern –, fördert Rosmarin die Durchblutung und unterstützt die Wärmetherapie bei Sportverletzungen und rheumatischen Erkrankungen.

### Blut bildendes Eisen

Mit 8,5 Milligramm auf 100 Gramm nimmt Rosmarin bei den Gewürzen eine Spitzenposition unter den Eisenlieferanten ein. Bei eisenmangelbedingter Blutarmut und nachfolgender Erschöpfung kann er dadurch wertvolle Hilfe leisten.

## Rosmarinwirkungen auf einen Blick

Rosmarin hilft bei:
- Müdigkeit und Schwindel infolge von niedrigem Blutdruck
- Erschöpfung nach Stress oder längerer Krankheit
- Blutarmut durch Eisenmangel
- Gedächtnisschwäche
- Herzschwäche
- Konzentrationsschwäche
- Müdigkeit nach harter Arbeit

**Nebenwirkungen**

Beim Einhalten der Tagesdosis von vier bis sechs Gramm für eine innerliche Anwendung und 50 Gramm als Badezusatz für ein Vollbad sind keine Nebenwirkungen zu befürchten.
Vorsicht: Schwangeren wird allerdings grundsätzlich von der Einnahme von Zubereitungen aus Rosmarinblättern abgeraten, da es theoretisch zu Vergiftungen des Embryos durch die ätherischen Öle kommen kann (Rosmarin wirkt abortiv).

**Rosmarin wurde schon im Altertum zur Verbesserung des Gedächtnisses eingesetzt, und noch heute verbrennen griechische Studenten vor einer Prüfung Rosmarinzweige in ihrem Zimmer.**

## Kleiner Einkaufsratgeber

Getrockneten Rosmarin bekommen Sie in jeder Apotheke und in jedem Gewürzladen. Einige Gemüsehändler führen sogar frische Rosmarinzweige in ihrem Sortiment. In Apotheken und größeren Drogeriemärkten erhält man Kneipp Rosmarin Pflanzensaft, ein Frischpflanzenauszug, der als Stärkungsmittel und Kreislauftonikum empfohlen wird. Einmal geöffnet, hat dieser Saft im Kühlschrank nur noch eine Haltbarkeit von etwa drei Wochen. Doch diese Begrenzung hat auch ihren Vorteil – denn sie zwingt dazu, den Saft wirklich täglich zu trinken, um ihn nicht verderben zu lassen.
Darüber hinaus gibt es Rosmarin auch in Form von Badezusätzen, Salben, Linimenten und Ölen, oft allerdings in Kombination mit anderen Heilkräutern und – noch schlimmer – mit Duft- und Schäumstoffen. Wer sich wirklich ein erfrischendes Rosmarinbad bereiten will, sollte auf einen Rosmarinbadezusatz aus eigener Produktion zurückgreifen – das ist billiger und hat geringere Nebenwirkungen.

*Bereits in der Antike wurde Rosmarin als ausgesprochen wirksame Gewürz- und Zierpflanze kultiviert. Im Mittelalter nahm er eine wichtige Stellung in Kräuterbüchern ein. Als Pfarrer Sebastian Kneipp ihn zu einem seiner Hauptheilmittel machte, beherrschte der Rosmarin die Volksmedizin endgültig.*

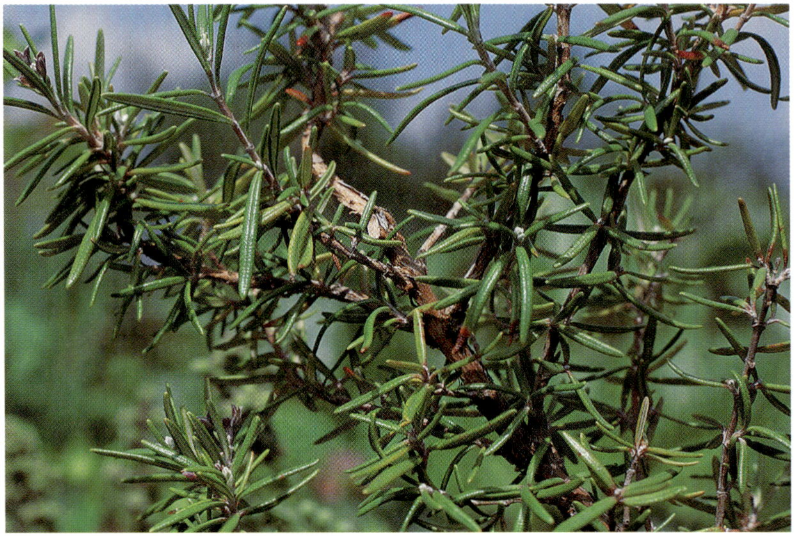

## Anwendung als Medikament

▶ **Rosmarinwein nach Kneipp für Herz und Kreislauf**

*Zutaten:* 1 l Rotwein, 20 g getrocknete oder frische Rosmarinblätter
*Zubereitung:* Vermischen Sie Wein und Rosmarin miteinander, und lassen Sie das Ganze 3 bis 5 Tage lang verschlossen ziehen. Von dem abgeseihten Wein sollten Sie 1 Glas zu den Mahlzeiten trinken.

▶ **Rosmarinbad zur körperlich-geistigen Erfrischung**

*Zutaten:* 50 g getrockneter Rosmarin
*Anwendung:* Füllen Sie den Rosmarin in ein Leinensäckchen oder eine dementsprechend große Teesiebkugel. Legen Sie das jeweilige Behältnis in die Badewanne, und lassen Sie das Wasser einlaufen. Die Badezeit sollte etwa 15 Minuten betragen.

**Rosmarin kann in Form von Öl (»typ cineol« oder »typ campher«) auch in der Aromatherapie eingesetzt werden. Ein paar Tropfen Rosmarinöl auf einem Duftstein im Arbeitszimmer deponiert, bewirken so manchen geistigen Höhenflug.**

## Rezepte mit Rosmarin

Zum Würzen ist getrockneter Rosmarin besser geeignet. Kaufen Sie jedoch auch hier die kompletten Blätter, um sie dann bei Bedarf über dem Essen zu zerreiben. Bereits vorgefertigtes Rosmarinpulver besitzt nur wenig Würzkraft. Spitzenreiter in der Verwendung von Rosmarin sind die Köche Italiens, hierzulande führt das aromatische Gewürz – sieht man einmal von der italienischen Gastronomie ab – leider ein Schattendasein. Dabei schmeckt Rosmarin zu jeder Art Fleisch sowie zu Fisch, Tomaten, Käse und Pilzen.

**Tomatensuppe mit Orangen und Rosmarin**

*Zutaten (für 4 Personen):* 1 kg reife Tomaten, 1 Gemüsezwiebel, 1 Knoblauchzehe, 1 TL Olivenöl, 100 ml Wasser, 1 TL zerkleinerter Rosmarin, Salz, Pfeffer, 2 Orangen, 2 EL gehackte Petersilie

*Zubereitung:* Die Tomaten von den Stielansätzen befreien, kurz überbrühen und abziehen, dann pürieren. Zwiebel abziehen und in kleine Stücke hacken. Knoblauch abziehen, zerdrücken und im erhitzten Öl mit der Zwiebel andünsten. Das Tomatenpüree zugeben und 3 Minuten lang garen lassen. Anschließend das Wasser zugeben und kurz aufkochen lassen. Jetzt kommt der Rosmarin hinzu, mit Salz und Pfeffer abschmecken, alles noch einmal für 10 Minuten bei geringer Hitze kochen lassen. Währenddessen 1 Orange auspressen und den Saft in die Suppe geben. Die andere Orange schälen und in kleine Stücke schneiden, die ebenfalls der Suppe beigemengt werden. Die Suppe in Teller füllen und mit der Petersilie garnieren.

**Rosmarin ist ein typischer Strauch der Mittelmeerregion. Dort wird er auch am meisten kultiviert und in der Küche verwendet.**

**Rosmarinzwieback**

*Zutaten (für 1 Backblech):* Butter zum Einfetten, Mehl zum Bestäuben, 3 ganze Eier, 6 Eigelbe, 150 g Honig, 250 g Weizenvollkornmehl, 2 TL zerkleinerter Rosmarin, 1 EL Schnittlauchröllchen

*Zubereitung:* Das Backblech einfetten und mit etwas Mehl einstauben. Dann Eier, Eigelbe und Honig schaumig rühren, mit Weizenvollkornmehl, Rosmarin und Schnittlauch mischen und zu einem Teig verarbeiten. Den Teig auswalzen. Mit Backformen oder einem Messer Zwiebackstücke in der jeweils gewünschten Größe ausstechen bzw. ausschneiden und auf das Backblech heben. Mit etwas Wasser bestreichen und bei 190 °C hellbraun backen. Rosmarinzwieback schmeckt sehr gut zu Tee, zum Kaffeekränzchen ist er allerdings weniger geeignet.

# Weißdorn (Crataegus spec.)

**Weißdorn erhöht die körperliche Ausdauer und Belastbarkeit, indem er insgesamt für eine bessere Sauerstoffzufuhr im Körper sorgt. Selbst trainierte Ausdauersportler können durch Einnahme von Weißdorn noch deutliche Leistungssteigerungen erzielen – und das, obwohl Weißdorn und seine Wirkstoffe nicht auf der Dopingliste stehen.**

Die Entdeckung des auch bei uns heimischen Weißdorns als Mittel gegen Herz- und Kreislauferkrankungen liegt noch gar nicht so lange zurück. Zwar beschreiben schon Kräuterbücher des 14. Jahrhunderts den Weißdorn, doch erst vor etwa einem Jahrhundert setzte ihn ein irischer Arzt gezielt gegen Herzbeschwerden ein. Heute wird Weißdorn von Schulmedizinern häufig angewendet. Er gehört zu denjenigen Pflanzen, deren Wirksamkeit als herz- und kreislaufstabilisierendes Mittel wissenschaftlich gut untermauert ist. Für den medizinischen Einsatz eignen sich insgesamt fünf Arten: C. monogyna, C. laevigata, C. nigra, C. pentagyna, C. azarolus.

## Wirkung

Der Hauptwirkstoff des Weißdorns, Procyanidin, sorgt für eine verbesserte Versorgung der Herzkranzgefäße und verbessert dadurch die Durchblutung des Herzmuskels. Er steigert über seinen Einfluss auf die Kalziumkonzentration die Aktivität der Herzmuskelzellen und erhöht dadurch die Auswurfkraft des Herzes. Schließlich wird auch der Herzrhythmus durch die Procyanidine stabilisiert. All diese Wirkungen machen den Weißdorn nicht nur zu einem Mittel gegen Altersherz und Herzschwäche, er fördert auch die Belastbarkeit und Leistungsfähigkeit von Menschen, die zu rascher körperlicher Ermüdung neigen und Schwierigkeiten haben, morgens aus dem Bett zu kommen. Bei niedrigem Blutdruck und Kreislaufschwäche zählt Weißdorn zu den Mitteln der ersten Wahl.

### Weißdornwirkungen auf einen Blick

Weißdorn hilft bei:
- Herzinsuffizienz (-schwäche)
- Herzrhythmusstörungen
- Wassersucht
- Müdigkeit und Abgeschlagenheit infolge von niedrigem Blutdruck
- Kreislaufschwäche mit Schwindel und rascher Ermüdbarkeit

### Nebenwirkungen

Nebenwirkungen von Weißdorntee sind nicht bekannt. Beim Einnehmen hoch dosierter Weißdornpräparate kann es zu leichteren Magen- und Darmproblemen kommen.

**C. monogyna fungiert als Überträger des Feuerbrandrosts und ist daher für den eigenen Anbau ungeeignet. Aus diesem Grund wird er auch von Gärtnereien in der Regel nicht mehr angeboten.**

## Kleiner Einkaufsratgeber

Weißdorn kann man in der Apotheke kaufen. Es gibt auch zahlreiche Fertigprodukte. Allerdings wird Weißdorn häufig mit anderen herz- und kreislaufstärkenden Kräutern kombiniert, und dabei geht sein Anteil oft so weit zurück, dass er fast wirkungslos ist. Besser sind Präparate, die nur Weißdorn enthalten, sowie solche, die auf OPC (Oligomere Procyanidine) standardisiert sind.

▶ **Weißdorn in der freien Natur sammeln**

Gesammelt werden die Blätter im Frühling und die Blüten kurz vor ihrer Öffnung. Die Pflanzenteile werden im Schatten getrocknet und – geschützt vor Feuchtigkeit und Licht – gelagert.

▶ **Weißdorn aus eigenem Anbau**

Beliebt ist C. laevigata, Sorte »Pauls Scarlet«, der so genannte Rotdorn. Er mag leichte bis mittelschwere, kalkhaltige Böden in sonniger bis halbschattiger Lage. Beste Pflanzzeit: November.

**In Form von Auflagen eignet sich Weißdorn zur kosmetischen Behandlung von großporiger und leicht fettender Haut. Tränken Sie dazu ein Leinentuch in einem Weißdorntee nach angegebenem Rezept, und legen Sie es jeden Abend für 10 Minuten auf Ihr Gesicht.**

## Anwendung

### Tee

*Zutaten:* 1 TL Weißdorn, 1 Tasse Wasser

*Zubereitung:* Übergießen Sie den Weißdorn mit dem kochenden Wasser. 15 Minuten lang ziehen lassen und abseihen. Trinken Sie 2 bis 3 Tassen täglich. Die Kur sollte 4 Wochen oder länger dauern.

### Tinktur

*Zutaten:* 30 g getrocknete Weißdornblüten, 60 g Alkohol (70 %)

*Zubereitung:* Lassen Sie die Blüten 1 Woche lang in dem Alkohol ziehen. Abseihen und in eine dunkle Tröpfchenflasche füllen. Dosierung: täglich 2-mal, morgens und abends, 20 Tropfen.

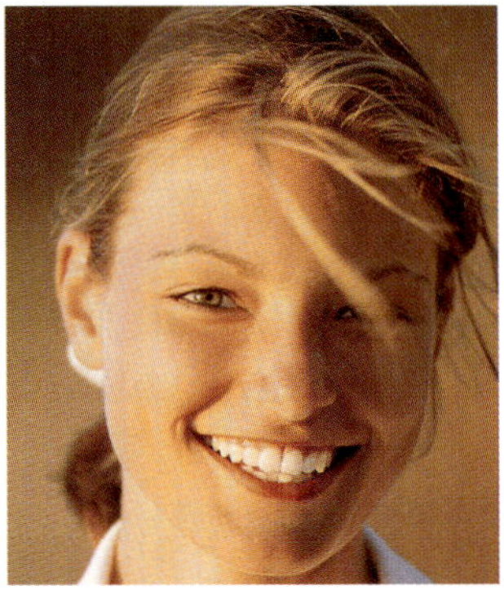

*Pflanzliche Frischekicks machen Sie hellwach.*

# Schluss mit chronischer Müdigkeit

## Noni (Morinda citrifolia)

**Auf den polynesischen Inseln wird die Nonifrucht bereits seit vorchristlicher Zeit als Heilmittel genutzt. Daher rankten sich im Lauf der Jahrhunderte zahlreiche Legenden um den Nonibaum. Die Tatsache, dass nun auch die moderne Welt sich um Noni zu kümmern beginnt, erfüllt die Polynesier mit großem Stolz.**

Ursprüngliche Heimat von Morinda citrifolia ist Südostasien. Die Samen des immergrünen Maulbeerbaums sind sehr robust, so dass ihnen auch eine mehrmonatige Wanderung über den Ozean nichts anhaben kann. So gelangte Morinda nach Australien, Malaysia und Polynesien. Auf den polynesischen Inseln bekam er den Namen »Noni«. Der Nonibaum gehört zu jenen Heilpflanzen, die rundum als Arzneimittel taugen. Rinde, Blätter, Wurzeln, Blüten und Früchte – sie alle wurden in Polynesien zu medizinischen Zwecken genutzt. Das größte Potenzial besitzen die Früchte. In Polynesien gelten Nonifrüchte und ihre Zubereitungen als Universalheilmittel. Ihre therapeutische Palette reicht dort von Arthritis, Darm- und Mundinfektionen über Fieber, Verbrennungen und Fischvergiftungen bis zu Immunschwäche und chronischer Müdigkeit.

### Eine breite Heilwirkung

Japanische und amerikanische Wissenschaftler untersuchten die Maulbeerfrüchte. Es zeigte sich, dass die volksmedizinischen Einsatzgebiete von Noni zum großen Teil auch wissenschaftlich erklärbar sind: Die Nonifrucht enthält große Mengen an Vitamin C, antibiotische Stoffe sowie ein Alkaloid-Enzym-Gemisch, das von unserem Körper optimal zur Herstellung eines Stoffwechselmobilisators genutzt werden kann, der praktisch an allen Vorgängen des menschlichen Lebens beteiligt ist. In den USA liegt Morinda citrifolia mittlerweile im Trend. Es gelang, die Maulbeerfrucht – ohne Anwendung unnatürlicher Wirkstoffe – als Saft aufzubereiten, der lagerungsfähig ist und auf den westlichen Geschmack abgestimmt wurde.

## Noniwirkungen auf einen Blick

Nonifrüchte helfen bei:
- ▶ Bluthochdruck
- ▶ Chronischer Erschöpfung
- ▶ Depressiven Verstimmungen
- ▶ Immunschwäche
- ▶ Konzentrationsschwäche
- ▶ Müdigkeit infolge von Vergiftungen
- ▶ Schlafstörungen
- ▶ Schlappheit, generelles Unwohlsein
- ▶ Sexualschwäche

## Wirkung

Menschliches Leben kann nicht funktionieren ohne das Alkaloid Xeronin. Dieser Stoff wird benötigt, um bestimmte Enzyme zu aktivieren, die wiederum unentbehrlich für den Energie- und Eiweißhaushalt sind. In Zeiten von Stress, Erkrankungen und anderen Belastungen steigt der Xeroninbedarf, wie auf der anderen Seite ein Mangel an Xeronin zu deutlichen Mängeln im Energie- und Eiweißhaushalt führt. Dies bedeutet: Unser Gesundheits- und Fitnesszustand steht und fällt mit den Mengen an Xeronin, die uns zur Verfügung stehen. Haben wir zu wenig Xeronin, fühlen wir uns müde und erschöpft, lassen in unserer Leistungsfähigkeit deutlich nach. Bei ausreichend Xeronin fühlen wir uns vital und leistungsstark, unsere Gesundheit ist stabil. In unserer meist stressbelasteten Zeit ist der Xeroninbedarf besonders hoch. Es ist daher sinnvoll, unseren Körper ausreichend mit diesem Alkaloid zu versorgen – und genau hier schlägt die große Stunde der Nonifrucht.

Die polynesische Maulbeerfrucht enthält zwei wichtige Stoffe, nämlich Proxeronin und Proxeronase. Proxeronin ist gewissermaßen der Rohstoff, aus dem der menschliche Organismus Xeronin herstellen kann. Allerdings funktioniert diese Synthese nur, wenn auch ein bestimmtes Enzym anwesend ist, nämlich Proxeronase. Mit anderen Worten: Die Nonifrucht versorgt uns nicht nur mit dem Rohmaterial für unsere Xeroninherstellung, sondern auch gleich mit der notwendigen chemo-handwerklichen Stütze für diese Herstellung.

**Der Nachweis von Xeronin im Körper ist schwer, da das Alkaloid, kaum dass es vom Organismus produziert wurde, gleich wieder aufgebraucht wird. Eine Xeroninreserve gibt es also praktisch nicht. Es ist daher sinnvoll, die Xeroninproduktion durchgehend funktionstüchtig zu halten – und genau hier hilft die Nonifrucht.**

**Erfahrungsberichte weisen immer wieder auf die starke entgiftende Wirkung von Nonifrüchten hin – ein Phänomen, das auch wissenschaftlich erklärbar ist. Vor diesem Hintergrund steigen noch einmal die Chancen von Noni bei der Behandlung von chronischer Erschöpfung – denn diese Erkrankung wird ja von Medizinern immer wieder mit Umweltgiften in Zusammenhang gebracht.**

### Antibiotisch und Vitamin-C-haltig

Ein weiterer Hauptwirkstoff der Nonifrucht mit starkem Krebs hemmendem und antibiotischem Potenzial ist das Damnacanthol. Noni hemmt das Wachstum von zahlreichen Mikroparasiten.

Eine japanische Studie erbrachte den Nachweis von hemmenden Eigenschaften beim Epstein-Barr-Virus – und dieses Virus taucht im Zusammenhang mit dem chronischen Erschöpfungssyndrom besonders häufig auf.

Nonifrüchte enthalten überdurchschnittlich viel Vitamin C. Das Vitamin bildet sicherlich ein wichtiges Puzzlestück in der immunstimulierenden Kraft von Morinda citrifolia. Wie stark diese Kraft ist, konnten Wissenschaftler der Universität Hawaii im Labor nachweisen. Demzufolge erhöht sich die Lebenserwartung von lungenkrebskranken Mäusen um ungefähr das Doppelte, wenn man sie Nonisaft trinken lässt.

Zu den Risiken: Bei sachgemäßer Verwendung von Noni können Sie ganz beruhigt sein, Nebenwirkungen sind keine bekannt.

### Zahlen und Fakten zu Noni

Eine amerikanische Studie zeigt, dass die Nonifrucht uns vor allem bei den Symptomen der chronischen Erschöpfung hilft. In dieser Erhebung wurden über 8000 Menschen darauf getestet, welche Bereiche der Gesundheit in besonders starkem Maß von Morinda citrifolia angesprochen werden. Das Ergebnis:

| | |
|---|---|
| ▶ Mattheit, Abgeschlagenheit, Energiearmut | 91 % |
| ▶ Verdauungsprobleme | 89 % |
| ▶ Verbesserung des Konzentrationsvermögens | 89 % |
| ▶ Verbesserung der Sexualität | 88 % |
| ▶ Linderung von Schmerzen | 87 % |
| ▶ Linderung von Bluthochdruck | 87 % |
| ▶ Arthritis | 80 % |
| ▶ Verbesserung des Allgemeinbefindens | 79 % |
| ▶ Depressive Verstimmungen | 77 % |
| ▶ Stärkung von Wachsamkeit und Reaktionsvermögen | 73 % |
| ▶ Schlafstörungen | 72 % |

### Kleiner Einkaufsratgeber

Hauptthersteller des Nonisafts ist die amerikanische Firma »Morinda«. Sie versucht seit einigen Jahren, auch in Deutschland ein Vertriebsnetz aufzubauen. Reiner Nonisaft schmeckt streng und sogar etwas ranzig. Der führende amerikanische Nonisafthersteller mischt daher noch etwa ein Zehntel Saft von anderen Früchten hinzu, um den Geschmack zu verbessern. Auf den Zusatz anderer Stoffe wird dagegen vollständig verzichtet. Der Morindasaft wird außerdem regelmäßig im Labor auf Verunreinigungen geprüft.
Einige der Anbieter finden Sie in den Bezugsquellen (siehe Seite 92f.); ansonsten bietet das Internet zahlreiche Möglichkeiten, den Saft zu bestellen. Mitunter erhält man das Getränk als »Noni Premium« in Apotheken; einige Reformhäuser haben ebenfalls Noniprodukte in ihrem Sortiment.

**Die Zahl der Nonidaueranwender wird in den USA auf etwa 400 000 geschätzt, 79 Prozent könnten sich laut einer Umfrage vorstellen, den Saft ihr ganzes Leben lang zu trinken.**

### Anwendung

Die Anwendung erfolgt als Nonisaft. Dosierung: 2-mal 30 bis 40 Milliliter (1/2 bis 2 Schnapsgläser) pro Tag. Die besonderen Wirkstoffe von Noni (Proxeronin und Proxeronase) werden am besten bei nüchternem oder wenigstens annähernd entleertem Magen aktiviert. Nehmen Sie also die erste Portion unmittelbar nach dem Aufstehen, vor dem Frühstück. Die letzte Portion folgt dann kurz vor der nächtlichen Bettruhe, möglichst lange nach dem Abendessen.

## Tragant, Mongolischer (Astragalus membranaceus)

Tragant ist ein wirksames Kräftigungsmittel, das bei jungen Menschen sogar dem – ungleich bekannteren – Ginseng überlegen sein kann. Für ihn spricht auch sein wärmend süßsaurer Geschmack. In China genießt Tragant einen ähnlichen Ruf wie Ginkgo, mit dem er auch gern kombiniert wird. Tragant stellt in China einen der beliebtesten Kräuter zur Tonisierung, also zur Erhöhung der körperlichen und geistigen Spannkraft, dar. Man schätzt ihn als wärmendes Tonikum für junge, körperlich und geistig aktive Menschen. Er stärkt ihre Ausdauer und ihre Widerstandsfähigkeit gegenüber Virusinfekten. Oft wird er mit anderen Kräutern zu einem Bluttonikum gemischt. Tragant wächst vor allem in Nordchina und in der Mongolei. Verwendet werden seine Wurzeln.

## Wirkung

### Schutz vor den »sechs Übeln«

Gemäß der traditionellen chinesischen Medizin verbessert Tragant die Immunität, indem er den Körper vor dem Eindringen der »sechs Übel« aus der Umwelt schützt, wie beispielsweise vor Wind, Kälte oder Giften. Außerdem verbessert er den Kreislauf von »wei-chee«, jener Energie, die als Schutzmantel auf der Körperoberfläche kursiert.

**In Europa war Tragant lange nicht als Heilpflanze bekannt, sondern als Rohstofflieferant für einen Pflanzengummi, der hauptsächlich für die Herstellung von Klebstoffen verwendet wurde.**

### Abwehrkräftigendes Wirkstoffspektrum

Wissenschaftliche Studien können den Behandlungsansatz der traditionellen chinesischen Medizin mit Tragant zum großen Teil bestätigen. Als Hauptwirkstoffe gelten Asparagin, Calycosin, Astragatin und Sterine. Sie ergeben ein Gemisch, das in besonderem Maß unsere Immunabwehr und unsere Fähigkeit zur Regeneration mobilisiert. In einer amerikanischen Untersuchung an Krebspatienten konnte gezeigt werden, dass diese sich deutlich schneller von ihrer Chemotherapie erholten, wenn man ihnen Tragant verabreichte. In einer anderen Studie zeigte sich bei 90 Prozent der untersuchten Krebspatienten unter Traganteinfluss eine Normalisierung des Immunsystems. Chinesische Wissenschaftler beobachteten unter Traganteinnahme blutdrucksenkende, harntreibende und leistungssteigernde Effekte. Darüber hinaus mobilisiert Tragant die Bildung des Immunbotenstoffs Interferon und damit die Fähigkeit des Organismus, Viren abzuwehren – ein Effekt, der vor allem im Hinblick auf das chronische Erschöpfungssyndrom von Bedeutung ist, in dessen Umfeld überdurchschnittlich oft Virusinfekte zu beobachten sind.

**Nebenwirkungen**

Nebenwirkungen sind bei angemessener Dosierung (etwa acht bis zwölf Gramm Wurzel pro Tag) nicht bekannt. Höhere Dosierungen können zu Verstopfung führen. Tragant verstärkt die Durchblutung der Haut. Er sollte daher nicht eingesetzt werden, wenn eine entzündliche Hauterkrankung vorliegt.

**Die Abkochung ist die älteste und am häufigsten angewandte Zubereitungsart der traditionellen chinesischen Medizin für Heilkräuter. Man sollte feuerfeste Glasgefäße oder emaillierte Töpfe dafür verwenden und keine aus unbeschichtetem Metall.**

## Kleiner Einkaufsratgeber

Sie erhalten Tragantwurzeln in einigen Apotheken oder aber im Fachhandel für Medikamente der traditionellen chinesischen Medizin (Adressen siehe Seite 93).

## Anwendung

*Zutaten:* 8–12 g Tragantwurzeln, 400 ml Wasser
*Zubereitung:* Die Anwendung erfolgt als Abkochung (Dekokt). So können die in der Pflanze enthaltenen Wirkstoffe schnell vom Körper aufgenommen werden und ihre Wirkung entfalten. Bringen Sie die Wurzeln in dem Wasser zum Kochen, und lassen Sie die Mischung 20 bis 30 Minuten lang ohne Deckel kochen, bis die Flüssigkeit etwa um 1/3 reduziert ist. Schließlich abseihen. Trinken Sie den Sud auf 2 Tagesportionen verteilt. Die erste Ration nimmt man am frühen Morgen, auf nüchternen Magen, ein, die zweite Ration am Abend, möglichst lange nach dem Abendessen.
Wenn die Steigerung der Stresstoleranz im Vordergrund stehen soll, empfiehlt sich eine Mischung zu gleichen Teilen mit Ginsengwurzeln. Die Zubereitung erfolgt ebenfalls als Dekokt.

### Tragantwirkungen auf einen Blick

Tragant hilft bei:

- Abwehrschwäche
- Chronischer Erschöpfung
- Energielosigkeit
- Überforderung und Erschöpfung durch Stress

# Windglocke (Codonopsis pilosula)

Die aus Nordchina stammende Windglocke spielt in der traditionellen chinesischen Medizin eine große Rolle als mildes Kräftigungs- und Mobilisierungsmittel. Sie wird derselben Gruppe zugeordnet wie der Ginseng. Auch bei der Windglocke werden die Wurzeln verwendet, und diese ähneln den Ginsengwurzeln sehr deutlich – einige Botaniker bezeichnen sie daher sogar als Bastardginseng.

Ähnlich wie Ginseng hilft die Windglocke bei allgemeinen Schwächezuständen; sie wirkt adaptogen, das bedeutet, sie unterstützt den Körper bei der Anpassung an Stresssituationen.

**Von einigen Phytotherapeuten und Experten für traditionelle chinesische Medizin wird die Windglocke auch Glockenwinde genannt. Im Chinesischen heißt sie in jedem Fall Dang shen.**

## Wirkung

Aus Sicht der traditionellen chinesischen Medizin steht die Windglocke in engem Zusammenhang mit Milz und Lunge, jenen beiden Organsystemen, die dafür sorgen, dass durch Verdauung und Atmung Energie aus Nahrung und Luft aufgenommen wird. Die Windglocke gilt daher als besonders zuverlässiges Energietonikum. Die traditionelle chinesische Medizin verordnet Codonopsis jenen Patienten, die am »falschen Feuer« leiden. Die Symptome sind verspannte Halsmuskulatur, Kopfschmerzen sowie schwankender oder erhöhter Blutdruck. Wissenschaftliche Untersuchungen können diese Indikation bestätigen: Die Windglocke senkt den Adrenalinspiegel; dieses Hormon pusht den Blutdruck und erhöht die Muskelspannung, speziell im Nacken- und Schulterbereich. Hauptverantwortlich dafür sind wahrscheinlich die Alkaloide und Triterpensaponine der Windglocke. Codonopsis verstärkte in einem Laborversuch die Bildung von Hämoglobin und roten Blutkörperchen. Die näheren biochemischen Ursachen dafür sind nicht geklärt. Klar ist jedoch, dass mehr Hämoglobin und mehr Blutkörperchen für eine bessere Sauerstoffversorgung des Gewebes sorgen und so sauerstoffmangelbedingten Ermüdungen und Erschöpfungen gegensteuern können.

**Die Windglocke ist in der Lage, überflüssigen Schleim aus der Lunge zu entfernen. Sie eignet sich daher zur Behandlung von Bronchitis und Husten.**

## Windglockenwirkungen auf einen Blick

Windglocke hilft bei:
- Appetitschwäche
- Bluthochdruck
- Chronischer Müdigkeit
- Immunschwäche
- Erschöpfung nach Geburten oder Operationen
- Schwäche durch Blutarmut

**Nebenwirkungen**

Nebenwirkungen sind bei richtiger Dosierung (10 bis 15 Gramm Wurzel pro Tag) nicht bekannt. Die Windglocke ist unproblematisch in der Anwendung und kann aufgrund ihres süßlichen Geschmacks auch in der Küche eingesetzt werden, z. B. für Eintöpfe oder Suppen.

**Die kräftigenden, tonisierenden Wirkungen der Windglocke ähneln denen des Ginsengs. Sie wird jedoch allgemein als sanfter eingeschätzt. Die traditionelle chinesische Medizin verwendet Codonopsis daher gern für Frauen nach der Geburt, um sie wieder zu Kräften zu bringen. Außerdem soll die Windglocke den Milchfluss verbessern.**

## Kleiner Einkaufsratgeber

Sie erhalten Windglockenwurzeln in einigen Apotheken oder aber im Fachhandel für Medikamente der traditionellen chinesischen Medizin (Adressen siehe Seite 93).

## Anwendung

### Abkochung

*Zutaten:* 10–15 g Windglockenwurzeln, 400 ml Wasser

*Zubereitung:* Kochen Sie die Wurzeln in dem Wasser auf. Lassen Sie den Tee für 20 bis 30 Minuten ohne Deckel kochen, bis das Wasser etwa um 1/3 reduziert ist. Trinken Sie den abgeseihten Tee auf 2 Tagesportionen verteilt: am frühen Morgen, auf nüchternen Magen und am Abend, möglichst lange nach dem Abendessen.

### Reisbrühe

*Zutaten:* 30 g brauner Reis, 30 g Windglockenwurzeln, 5 Tassen (à 150 ml) Wasser

*Zubereitung:* Rösten Sie den Reis in einer trockenen Pfanne, bis er dunkel wird und anfängt zu duften. Geben Sie die Windglockenwurzel und das Wasser hinzu. Das Ganze bei geringer Hitze kochen lassen, bis das Wasser auf die Hälfte reduziert ist. Trinken Sie die Reisbrühe warm in 3 Tagesdosen vor den Mahlzeiten. Die Brühe hilft bei körperlicher Erschöpfung nach Geburten oder Operationen.

## Yamswurzel, Chinesische (Dioscorea opposita)

Die in China, Japan und Südostasien heimische Yamswurzel wird in der traditionellen chinesischen Medizin seit über 2000 Jahren medizinisch genutzt. Der chinesische Name für Dioscorea oposita ist shan yao = Bergmedizin. Sie wird im Unterschied zu vielen anderen Yamswurzelgewächsen ausschließlich zu medizinischen Zwecken angebaut. Das Besondere an ihr sind ihre Steroidsaponine, die im menschlichen Körper als Hormonersatz fungieren. In China wird die Yamswurzel zurzeit intensiv auf ihre Wirksamkeit als therapeutisches Abwehrstärkungsmittel untersucht, als Medikament gegen chronische Erschöpfung, Impotenz, Unfruchtbarkeit und andere Sexualstörungen ist sie dort schon längere Zeit in Gebrauch.

**Zur Bekämpfung chronischer Erschöpfung empfiehlt sich eine Mischung zu gleichen Teilen von Windglocke mit Chinesischer Jujube (Ziziphus vulgaris). Die Zubereitung erfolgt als Dekokt, die Früchte der Jujube werden vorher mit einer Beißzange zerdrückt.**

### Wirkung

**Stärkende Steroidsaponine**

Steroidsaponine besitzen entzündungshemmende Eigenschaften, die Yamswurzel eignet sich dadurch zur Behandlung der Arthritis. Die Yamssaponine bilden außerdem eine Vorstufe zur Bildung des weiblichen Hormons Progesteron; dementsprechend helfen sie bei Abgeschlagenheit durch niedrigen Blutdruck, Menstruations- und Wechseljahrebeschwerden.

Nicht zu vergessen ist schließlich auch der langfristig abwehrstärkende Effekt der Yamswurzel. Wenn Müdigkeit die Folge einer chronischen Immunschwäche ist – wie das ja gerade beim chronischen Erschöpfungssyndrom der Fall sein kann –, besitzen Dioscoreaanwendungen gute Chancen zur Linderung.

### Yamswurzelwirkungen auf einen Blick

Yamswurzel hilft bei:
- ▶ Abwehrschwäche und damit einhergehender Müdigkeit
- ▶ Appetitlosigkeit
- ▶ Arthritis
- ▶ Chronischer Erschöpfung
- ▶ Impotenz
- ▶ Erschöpfungszuständen während der Wechseljahre
- ▶ Müdigkeit infolge von Menstruationsbeschwerden
- ▶ Niedrigem Blutdruck

**Phytosterine**

Sie senken den Cholesterinspiegel, indem sie direkt in den Cholesterinstoffwechsel eingreifen. Die Yamswurzel zählt daher zu den wirksamen Heilpflanzen in der Vorbeugung und Therapie von Arteriosklerose und ihren Folgeerkrankungen.

**Nebenwirkungen**

Yamswurzeln dürfen nicht von Menschen mit hohem Blutdruck angewendet werden, da sie ihn möglicherweise verstärken und so akute Krisen hervorrufen können.

**Die Yamswurzel hat nahe Verwandte im Pflanzenreich, die nicht als Arznei, sondern als Nahrungsmittel verwendet werden. Dazu gehört z. B. die Yamsbohne, die nährstoffreiche Wurzelknollen hat und in Süd- und Ostasien angebaut wird.**

## Kleiner Einkaufsratgeber

Yamswurzel gilt als Arznei und nicht als Ernährungsergänzung. Die Wurzeln gibt es daher nur in Apotheken und im Fachhandel für traditionelle chinesische Medizin (Adressen siehe Seite 93).

## Anwendung

*Zutaten:* 1 TL getrocknete Yamswurzel, 1 Tasse Wasser
*Zubereitung:* Kochen Sie die Wurzeln mit dem Wasser auf, und lassen Sie das Ganze 10 Minuten lang weiter kochen. Danach können Sie abseihen. Trinken Sie davon 3 Tassen pro Tag. Yamswurzeltee gehört zu den angenehmen Arzneimitteln: Er schmeckt aufgrund seines hohen Stärkeanteils angenehm süß.

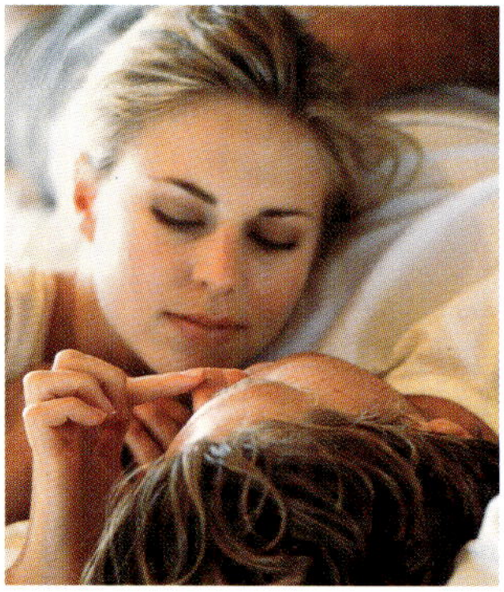

*Die Natur beflügelt auch das Liebesleben.*

# Sexuelle Sinnesfreude unbeschwert genießen

## Bischofsmütze (Epimedium sagittatum)

Die Blätter der Bischofsmütze gehören zu den Heilmitteln der traditionellen chinesischen Medizin. Dort wird die Bischofsmütze Yin Yang Huo genannt, als weiterer lateinischer Name findet sich in der Fachliteratur auch noch Aceranthus sagittatum.

Als Heilmittel wurde die unscheinbare Pflanze angeblich von einem Ziegenhirten entdeckt, dem auffiel, dass seine Ziegenböcke zu regelrechten sexuellen Ausschweifungen angestachelt wurden, wenn sie von dem Kraut gefressen hatten. Gleichgültig, ob diese Geschichte wahr oder erfunden ist – sie zeigt deutlich die therapeutische Richtung der Bischofsmütze.

**Im Unterschied zu den meisten anderen Potenzmitteln erzielt die Bischofsmütze keine spontane Wirkung. Sie ist ein Heilmittel für die Langzeitanwendung. Die ersten Ergebnisse zeigen sich mitunter erst nach zwei Wochen.**

### Wirkung

Hauptwirkstoffe der Bischofsmütze sind Alkaloide und Glykoside. Die Alkaloide besitzen in erster Linie eine psychisch-anregende Wirkung, während die Glykoside zu hormonellen Veränderungen führen. Labortiere, denen man Extrakte der Bischofsmütze verabreichte, zeigten nicht nur eine deutlich erhöhte Samenproduktion, sondern auch eine verstärkte Libido: Sie kopulierten unter dem Einfluss des Extrakts deutlich öfter als die Tiere einer Kontrollgruppe.

Die Bischofsmütze wirkt als Sympathikolytikum, sie hemmt also die Arbeit des sympathischen Anteils unseres vegetativen Nervensystems. In der Folge nimmt die Durchblutung zu den äußeren (peripheren) Gewebeschichten zu, außerdem sinkt der Blutdruck. Der Anwender spürt eine wohlige Wärme in der Haut und einen deutlichen Blutzufluss in Richtung Geschlechtsorgan.

Interessanterweise scheint die Bischofsmütze jedoch auch die Durchblutung im Gehirn zu fördern. Und dies bedeutet konkret, dass die Pflanze sexuell anregend wirkt, ohne dabei den Geist zu vernebeln. Ganz im Gegenteil! In der traditionellen chinesischen Medizin wird die Bischofsmütze auch zur Behandlung von Geistesabwesenheit und Gedächtnisschwäche eingesetzt. Sie ist also weit mehr als nur ein reines Potenzmittel.

**Nebenwirkungen**

Im Gegensatz zu manchen anderen potenzstärkenden Mitteln ist die Bischofsmütze harmlos: Nebenwirkungen sind bei der empfohlenen Dosis (zwei Teelöffel Bischofsmützentinktur pro Tag) nicht bekannt.

**Wunder darf man von keinem potenzstärkenden Mittel erwarten. Sehr häufig liegen die Ursachen für sexuelle Unlust oder Potenzschwäche im seelischen Bereich – und da ist mit Kräutern allein wenig auszurichten.**

## Kleiner Einkaufsratgeber

Bischofsmütze ist in hiesigen Apotheken und Reformhäusern kaum erhältlich. Sie bekommen die Blätter der Bischofsmütze beim Fachhandel für traditionelle chinesische Medizin (Adressen siehe Seite 93).

## Anwendung

*Zutaten:* 80 g Bischofsmützenblätter, 1 l Wodka (40 – 45 %)
*Zubereitung:* Die Anwendung erfolgt am besten über eine Tinktur. Lassen Sie die Blätter in dem Wodka 1 Monat lang ziehen. Danach abseihen und den Restalkohol aus den Blättern herauspressen. Füllen Sie die Tinktur möglichst in lichtundurchlässige Flaschen. Nehmen Sie von der Bischofsmützentinktur pro Tag 2 Teelöffel ein, den ersten Löffel noch vor dem Frühstück.

### Bischofsmützewirkungen auf einen Blick

Bischofsmütze hilft bei:

- Gedächtnisschwäche
- Konzentrationsschwäche
- Mangelnder Fruchtbarkeit
- Potenzschwäche
- Sexueller Unlust

# Damiana (Turnera diffusa)

Die Heimat von Damiana ist Mittelamerika, vor allem wächst sie in Nordmexiko, Niederkalifornien, Texas und Panama. Damiana ist eine der ältesten Heilpflanzen der Indianermedizin, sie wird dort schon seit Jahrtausenden zur Behandlung von Nerven- und Muskelschwäche eingesetzt; in mehrtägigen Kuren soll sie Frauen bei Unfruchtbarkeit und Gebärmutterschwäche und Männern bei Impotenz und Zeugungsschwäche helfen.

Der Name »Damiana« stammt wohl vom heiligen Damian, dem Schutzpatron der Apotheker. Die Volksnamen des Krauts, von dem die oberirdischen Teile verwendet werden, sprechen für sich. Sie reichen von harmlosen Bezeichnungen wie Oreganillo (kleiner Oregano) und Pastorcita (kleine Hirtin) bis zu deftigeren Ausdrücken wie Hierba del Venado (Kraut des Hirschs) und Rompe camisa macho (»Zerreißt dem Mann das Hemd!«).

**Damiana wird in der indianischen Volksmedizin auch zur Kräftigung nach längeren Krankheiten und schweren Operationen eingesetzt.**

## Wirkung

Die ätherischen Öle von Damiana wirken belebend und anregend auf Körper und Geist. Das Kraut hilft vor allem, wenn Nervosität und Depressionen gleichzeitig auftreten, wie es nach Langzeitstress oft der Fall ist. Neben den ätherischen Ölen enthält Damiana den Bitterstoff Damianin, braunes Harz, Tannin und große Mengen an Stärke und Chlorophyll, die möglicherweise die kräftigenden und aufbauenden Effekte des Krauts erklären.

Für die potenzstärkenden und aphrodisierenden Wirkungen von Damiana gibt es noch keine chemische Klärung. Trotzdem konnte in einer Laborstudie nachgewiesen werden, dass Damiana sanft anregend auf das zentrale Nervensystem wirkt. In einem wissenschaftlichen Test, bei dem zahlreiche Pflanzen mit potenzsteigerndem und aphrodisierendem Effekt miteinander verglichen wurden, schnitt Damiana am besten ab. Anwender des Krauts berichten, dass es generell den Bluttransport zum Unterleib fördert.

## Damianawirkungen auf einen Blick

Damiana hilft bei:

- Abgeschlagenheit nach Krankheiten und Operationen
- Menstruationsschmerzen
- Nervöser Erschöpfung
- Potenzschwäche
- Prostataschwäche
- Sexueller Unlust

**Nebenwirkungen**

Bei normaler Dosierung von Damiana (zwei Esslöffel pro Tag) sind keine Nebenwirkungen zu befürchten. Trotzdem wird jedoch generell empfohlen, die Anwendung nicht länger als drei Wochen dauern zu lassen. Vorsicht ist bei gleichzeitigem Alkoholgenuss geboten: Alkohol und Damiana ergeben ein möglicherweise giftiges Gemisch! Menschen, die an Blutarmut leiden, sollten auf die Einnahme von Damiana verzichten. Denn die Damianatannine können durch ihren eisenraubenden Effekt die Blutarmut verschlimmern. In überhöhten Dosierungen (mehr als drei Esslöffel) kommt es zu Krämpfen.

**Damiana ist ein traditionelles Mittel der Homöopathie. Als Präparate zur Behandlung von sexuellen Schwächen und Libidoverlust gibt es Becogyn Tropfen, Ginseng Komplex Truw und Virilis-Gastreu N R41.**

## Kleiner Einkaufsratgeber

Damianakraut erhalten Sie im ethnobotanischen Fachhandel (Adressen siehe Seite 92f.). Die homöopathischen Damianapräparate gibt es in der Apotheke; meist sind sie dort jedoch nicht vorrätig, sondern müssen in der Regel bestellt werden.

## Anwendung

### Tee

*Zutaten:* 2 EL Damianakraut, 1/2 l Wasser

*Zubereitung:* Kochen Sie das Damianakraut mit dem Wasser auf. Diese Mischung sollten Sie dann 5 Minuten lang ziehen lassen, anschließend den Tee abseihen. Trinken Sie davon bei Bedarf, jedoch nicht mehr als die empfohlene Tagesdosis. Die milde euphorisierende und aphrodisierende Wirkung hält etwa 1 1/2 Stunden an.

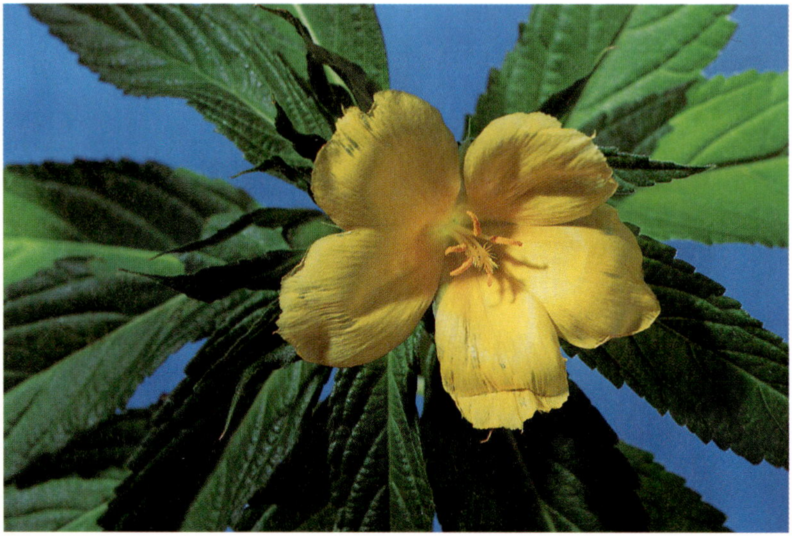

*Die gelb blühende Damianapflanze wird etwa 30 Zentimeter hoch, kann aber bei günstigen Bedingungen auch über einen Meter groß werden. Therapeutisch verwendet man das gesamte oberirdische Kraut.*

**Die in diesem Rezept enthaltene Macisblüte ist keine Blume, sondern der orangerote Samenmantel der Muskatnuss. Das Aroma des Gewürzes ist ähnlich wie das der Muskatnuss, aber feiner und etwas milder.**

**Damianaschnaps**

*Zutaten:* 20 g Damianakraut, 20 g Sabalfrüchte, 2 Vanilleschoten, 4 Zimtstangen, 2 g Macisblüte, 0,5 g Galgantwurzel, 0,7 l weißer Rum

*Zubereitung:* Setzen Sie Kräuter, Früchte, Gewürze und Wurzeln in dem Rum an. Diese Mischung sollte 10 Tage lang zugedeckt im Dunkeln stehen gelassen werden. Schütteln Sie den Behälter jedoch zwischendurch immer wieder einmal gut durch. Nach Ablauf der 10 Tage können Sie den Kräuterauszug abseihen. Achten Sie dabei auch darauf, dass Sie den Kräuterrückstand sorgfältig auspressen. Dazu eignet sich beispielsweise eine Weinpresse hervorragend. Es geht aber auch ganz einfach mit einem Stück Gaze oder Baumwolltuch, die Kräuter aufzufangen und sie dann fest ausdrücken zu können.

Dieser Damiana-Kräuter-Schnaps ist ein Aphrodisiakum, das gegen Impotenz und sexuelle Antriebslosigkeit wirkt. Trinken Sie davon bei Bedarf, nicht mehr jedoch als 2 Schnapsgläser pro Tag.

**Tipp** Der Schnaps hilft ebenfalls bei nervöser Erschöpfung und bei Abgeschlagenheit nach einer Krankheit (auch hier in nicht höher als oben angegebener Dosierung).

# Potenzholz (Ptychopetalum olacoides)

Der Busch Ptychopetalum olacoides kommt aus dem Amazonasgebiet, und sein Wurzelholz wird dort unter dem Namen »Muira puama« schon seit langem als Aphrodisiakum und Potenzmittel eingesetzt. In den 1920er Jahren wurde das Mittel auch in der Naturheilkunde US-Amerikas und Europas bekannt; so richtig durchsetzen konnte es sich allerdings bisher noch nicht. Die positiven Erfahrungen in der Volksmedizin veranlassten jedoch in den letzten Jahren einige Wissenschaftler, sich mit der Pflanze genauer auseinander zu setzen. Sie konnten die anregenden Wirkungen von Muira puama nur bestätigen.

**In manchen Fachbüchern und auch bei einigen Händlern wird das Holz des Muira-puama-Baums auch unter den lateinischen Namen »Dulacia inopiflora« oder »Liriosma ovata« geführt.**

## Wirkung

Die lust- und potenzstabilisierenden Wirkungen von Muira puama sind klinisch belegt. In einer französischen Studie an 262 Patienten mit Impotenz und sexueller Unlust zeigte sich das Potenzholz deutlich wirksamer als das des Yohimbebaums, dem eigentlichen Klassiker in der Behandlung von Sexualstörungen. Von den mit Potenzholz behandelten Patienten mit sexueller Unlust berichteten 62 Prozent von deutlichen Besserungen ihres Zustands, von den Patienten mit Erektionsproblemen waren es 51 Prozent. Und: In der Studie konnten keinerlei Nebenwirkungen beobachtet werden. Eine weitere französische Studie an 100 männlichen Patienten ergab bei 70 Prozent eine Stärkung der Libido, bei 66 Prozent eine Steigerung der wöchentlichen Beischlaffrequenz und bei ebenfalls 66 Prozent ein Nachlassen von Müdigkeit.

### Potenzholzwirkungen auf einen Blick

Potenzholz hilft bei:

- Müdigkeit
- Nervöser Erschöpfung
- Potenzschwäche
- Sexueller Unlust
- Stimmungstief

### Alkaloide und Steroide

Das zeigt, dass Potenzholz nicht nur bei Sexualstörungen, sondern auch bei Müdigkeits- und Erschöpfungszuständen hilfreich sein kann. Die chemischen Wirkmechanismen von Muira puama lagen lange im Dunkeln. Als Hauptwirkstoffe gelten Alkaloide, ein Estergemisch (mit Hauptbestandteil Alpha-Sterol) sowie das Steroid Beta-Sitosterin. Steroide und Sterole können im Körper die Funktionen von Sexualhormonen übernehmen, was die libido- und potenzsteigernde Kraft erklären würde.

Als Stimmungsaufheller kommen vor allem die Alkaloide infrage. Viele Wirkstoffe von Muira puama sind lipophil, d. h., man kann sie in Alkohol und Fett, nicht aber in Wasser lösen; Aufgüsse und Abkochungen holen daher nur wenig aus dem Holz heraus. Die optimale Zubereitungsform ist die alkoholische Tinktur.

Zu den Risiken: Nebenwirkungen sind bei bestimmungsgemäßer Anwendung nicht bekannt.

**Bei Erektionsstörungen ist Potenzholz sicherlich ein Mittel der ersten Wahl, denn es besitzt wissenschaftlich fundierte Heilungschancen bei praktisch keinem Risiko von Nebenwirkungen.**

## Kleiner Einkaufsratgeber

Geschnittenes Potenzholz erhalten Sie im ethnobotanischen Fachhandel (Adressen siehe Seite 92f.); dort bekommt man oft auch schon die fertig hergestellte Tinktur. Muirapräparate gibt es in der Apotheke.

## Anwendung

### Tinktur

*Zutaten:* Geschnittenes Potenzholz (Menge nach Belieben), Wodka oder Rum (40 %)

*Zubereitung:* Geben Sie das Potenzholz in ein großes, sauberes Schraubdeckelglas. Dann gießen Sie den Wodka oder Rum hinzu, bis die Flüssigkeit das Holz komplett bedeckt. Das Glas verschließen und etwas schütteln, dann 10 Tage lang an dunkler Stelle ziehen lassen, dabei immer wieder einmal schütteln. Schließlich abseihen und den Restalkohol aus dem Kräuterrückstand herauspressen. Sehr gut geeignet ist dafür eine Weinpresse, die mit einem Passiertuch ausgelegt wird.

Die fertige Tinktur wird in dunkle Glasflaschen umgefüllt. Nehmen Sie davon 1 bis 2 Teelöffel nach Bedarf ein, aber nicht mehr als 3 Teelöffel pro Tag. Sie können die Muiratinktur mit Saft oder Wasser mischen. Sie eignet sich übrigens auch zum Spülen und Gurgeln bei Zahnfleischentzündungen.

**Präparate**

Mittlerweile gibt es Muira puama auch schon in Form zahlreicher Präparate. Die bekanntesten: Eujatrum, Puamin-Dragees, Repursan, Voltax (als Kapseln und Flüssigkeit), Zumba forte Sexualtonikum. Achten Sie darauf, dass der Anteil an Potenzholz deutlich dominiert.

**Die paraguayischen Maka-Indianer stellen aus Mate und dem Penisknochen des Nasenbären durch Aufgießen mit heißem Wasser ein Aphrodisiakum und Potenzmittel her. Die berichteten Erfolge dieser Mischung sind jedoch ausschließlich auf den Plazeboeffekt zurückzuführen: Der Glaube an ein Heilmittel kann bekanntlich manchmal Berge versetzen!**

## Yohimbe (Pausinystalia yohimbe)

Die Innenrinde des Yohimbebaums wird in seiner Heimat (Süd- und Westafrika) schon seit langem als Aphrodisiakum verwendet. Früher wurden angeblich riesige Mengen an Yohimbeabkochung getrunken, um damit wilde Orgien feiern zu können. In solchen Berichten schwingt freilich viel Legendäres mit – die sexuellen Ausschweifungen von archaischen Völkern entspringen weniger der Realität als dem Wunschdenken einiger phantasievoller (und sexuell frustrierter) Zivilisationsmenschen. Nichtsdestoweniger existieren eindrucksvolle Studien, die den sexuell anregenden Effekt von Yohimbe belegen.

### Wirkung

Hauptwirkstoff ist ein Alkaloid namens Yohimbin, das erstmals 1896 durch einen deutschen Chemiker aus der Rinde des Yohimbebaums extrahiert wurde. Yohimbin wirkt als so genanntes Sympathikolytikum. D. h., dass es den sympathischen Anteil in unserem vegetativen Nervensystem hemmt. Die Folge ist, dass die Blutgefäße in den äußeren (peripheren) Gewebeschichten weit gestellt werden, wodurch der Blutdruck sinkt. Man spürt eine wohlige Wärme in der Haut und den deutlichen Blutzufluss in Richtung Geschlechtsorgan.

## Yohimbewirkungen auf einen Blick

Yohimbe hilft bei:

- Potenzschwäche
- Sexueller Unlust

**Bei vorsichtiger Dosierung von Yohimbe braucht man zwar keine unangenehmen Nebenwirkungen zu befürchten, aber da liegt auch der Haken: Der Wirkstoffgehalt der Pflanze schwankt stark, so dass es nicht einfach ist, das richtige Maß zwischen Wirkungslosigkeit und Überdosierung zu finden.**

### Wirkt auf die Nervenzellen

Yohimbin sensibilisiert außerdem bestimmte Schaltstellen in unserem Sakralmark – also in den Nervenzentren unseres Kreuzbeins. Dies bedeutet konkret: Es reichen bereits geringe Reize aus, um deutliche Empfindungen im Unterleib und damit auch Lustgefühle auszulösen. Die aphrodisierende und potenzsteigernde Wirkung sowie die therapeutische Wirksamkeit bei Impotenz durch Yohimbe und seinen Wirkstoff Yohimbin wurden in mehreren Studien am Menschen belegt. Yohimbin hilft in 34 von 100 Fällen von Impotenz, was bei dieser Erkrankung eine recht beachtliche Quote darstellt. Nach der Einnahme von Yohimbezubereitungen spürt man zunächst Gliederschwere und ein warmes Prickeln im Unterleib, es folgen sexuelle Erregung und leichte Veränderungen in der Wahrnehmung, oft auch spontane Erektionen. Die Wirkung dauert zwei bis vier Stunden an.

Yohimbe wird in jüngerer Zeit von den Medien gern als Antwort auf Viagra gefeiert. Tatsache ist jedoch, dass Yohimberinde als Potenzmittel ein alter Hut ist. Sie wurde hierzulande nur deshalb nicht so recht bekannt, weil über ihre Nebenwirkungen einige Märchen im Umlauf sind und man sie oft in unseriösen Präparaten verarbeitet, die in Sexshops verkauft werden.

### Nebenwirkungen

Zu Yohimbe werden gern abenteuerliche Geschichten hinsichtlich der Nebenwirkungen erzählt (z. B. von Leberschäden, Herzstillstand etc.). Tatsache ist jedoch, dass bei normaler Dosierung (20 bis 40 Milligramm Yohimbin bzw. 1 bis 3 Esslöffel Yohimberinde pro Tag) kaum Nebenwirkungen zu befürchten sind. Nur gelegentlich kommt es zu Übelkeit. Selbst überhöhte Dosierungen scheinen wohl unangenehm, nicht aber schädlich zu sein. Dokumentiert ist der Fall eines Chemikers, der fast das 1000fache der empfohlenen Dosis eingenommen hatte. Er wurde für einige Stunden bewusstlos, konnte aber innerhalb eines Tages aus dem Krankenhaus entlassen werden. Bei Nieren- und Leberschäden wird jedoch prinzipiell von dem Verzehr stark alkaloidhaltiger Pflanzen wie der Yohimberinde abgeraten.

**Yohimbetee schmeckt unangenehm und kann daher am Anfang zu Übelkeit führen. Sein strenger Geschmack kann allerdings durch Zitronensaft deutlich gemildert werden.**

## Kleiner Einkaufsratgeber

Yohimberinde erhalten Sie in einigen Apotheken und im ethnobotanischen Fachhandel (Adressen siehe Seite 92f.). Die Qualität der Ware ist allerdings recht unterschiedlich – und nicht immer ist die in der Apotheke verkaufte die beste. Bei einigen Rindenstücken reicht bereits ein Esslöffel, um eine Wirkung zu erzielen, bei anderen muss man drei Esslöffel in Wasser geben. Leider sieht man den Rindenstücken ihre Qualität von außen nicht an. Also: Am Probieren kommt man nicht vorbei. Fangen Sie mit kleineren Dosierungen an, um sich dann langsam an die für Sie richtige Dosis heranzutasten.
Die im Versandhandel und in Sexshops verkauften Yohimbe- oder Yohimbinmittel sind recht teuer und in ihrer Qualität nicht gesichert. Außerdem ist der Anteil an wirksamen Substanzen oft zu gering, um eine Wirkung entfalten zu können. Am sichersten geht, wer sich die Präparate mit isoliertem Yohimbin (Yohimbin »Spiegel« Tabletten, Yocon-Glenwood Tabletten) besorgt – sie sind allerdings rezept- und damit verschreibungspflichtig. Oder aber man kauft die kompletten, frei erhältlichen Rindenstücke.

## Anwendung

*Zutaten:* 1–3 EL Yohimberinde, 1/2 l Wasser
*Zubereitung:* Kochen Sie die Rinde mit dem Wasser auf. Lassen Sie den Tee 10 Minuten lang bei geringer Hitze kochen, und seihen Sie ihn dann ab. Trinken Sie davon nach Bedarf.
Die Zugabe von Vitamin C lässt den Effekt schneller (innerhalb von 15 Minuten, sonst innerhalb von 1/2 Stunde!) und stärker eintreten. Pressen Sie daher den Saft von 1 Zitrone in den Yohimbetee.

# Bezugsquellen

## Lebendige Kefirpilze

**Alle getrockneten Kräuter oder Wurzeln müssen in möglichst luftdichten Gefäßen an einem kühlen und dunklen Platz aufbewahrt werden, um nicht an Wirkung zu verlieren. Vergessen Sie nicht, den Inhalt auf den einzelnen Behältern zu kennzeichnen.**

▶ Interpilz Dr. Meixner GmbH, Sonntagsweg 6c, D-70569 Stuttgart, Tel. 0711/6876606. Eine Kefirkultur (etwa haselnussgroß) kostet dort knapp 60 DM. Preiswerter ist es natürlich, sich ein Stück Kefirknolle von einem Bekannten abschneiden zu lassen, der bereits einen dieser überaus vermehrungsfreudigen Pilze besitzt.

## Ethnobotanischer Fachhandel

### Psychoaktive Kräuterzubereitungen aus Asien, Afrika und Südamerika

▶ Alraun, Stationsweg 10, NL-5973 RH Lottum. Firmensitz in Holland, doch der Versand erfolgt über die deutsche Post und ist außerdem über eine deutsche Telefonnummer erreichbar: 02831/994013 (führen Betelnuss, Damiana, Galgant, Ginkgo, Ginseng, Goldmohn, Johanniskraut, Kava-Kava, Kreuzblume, Mate, Passionsblume, Tragant, Yams, Yohimbe und Windglocke).

▶ Elixier, Kollwitzstraße 54, D-10405 Berlin, Fax 030/4426057; http://www.elixier.de (führen Betelnuss, Damiana, Galgant, Ginseng, Goldmohn, Guarana, Katzenminze, Kava-Kava, Mate, Meerträubel »Mormonentee«, Passionsblume, Potenzholz und Yohimbe).

▶ Flashback, Ethnobotanik, Wolliner Straße 51, 10435 Berlin, Tel. 030/44358530; http://flashback.de/herbal/kraeuter.html (führen Betelnuss, Calea, Damiana, Goldmohn, Kava-Kava und Potenzholz).

▶ head&natur, Friedrich-Ebert-Straße 34, D-93051 Regensburg; Tel. 0941/9455814; http://www.head-shop.de (führen Betelnuss, Calea, Damiana, Ginkgo, Ginseng, Goldmohn, Guarana, Katzenminze, Kava-Kava, Meerträubel »Mormonentee«, Tragant und Yohimbe).

▶ Lindig Kräuter-Paradies Helvetia, Blumenstraße 15, D-80331 München, Tel. 089/265726 (führen Damiana, Galgant, Ginkgo, Ginseng, Johanniskraut, Katzenminze, Kava-Kava, Mate, Melisse, Passionsblume, Rosmarin und Weißdorn).

# Traditionelle chinesische Medizin

▶ Chinamed, Holzhausen 10, 83317 Teisendorf, Tel. 08666/79512 (führen 370 chinesische Heilkräuter, darunter auch Bischofsmütze, Ginkgo, Ginseng, Kreuzblume, Tragant, Yams und Windglocke).
▶ »Chinesische Heilkräuter«, Herner Straße 299, Haus 6, 44809 Bochum, Tel. 0234/49536630 (haben 400 chinesische Heilkräuter ständig auf Lager, darunter auch Bischofsmütze, Ginkgo, Ginseng, Kreuzblume, Tragant, Yams und Windglocke).

**Mehr über die traditionelle chinesische Medizin und die Anwendung spezieller Heilmittel erfahren Sie in dem »Praxisbuch chinesische Medizin« von Andrea-Anna und Alexandra Cavelius und Li Wu, ebenfalls im Ludwig Verlag erschienen.**

## Noni (Morinda citrifolia)

▶ Alraun; Adresse oben unter »Ethnobotanischer Fachhandel«
▶ gesünder leben, Jeannette Baumgärtner, Pfälzerstraße 11, D-69123 Heidelberg; Tel. 0 62 21/83 63 97; http://www.gesuenderleben.de.
▶ goodlife, Enzianweg 1, D-93073 Neutraubling, Tel. 09401/7 96 16; http://members.aol.com/gutleben.

# Magnettherapie

## Magnetfolien, Magnetunterbetten, magnetische Matratzen

▶ Dagmar Deininger, Bad-Trissl-Straße 40, D-83080 Oberaudorf, Tel. 08033/309690
▶ Rheinmagnet, Ohlenhohenstraße 23, D-53819 Neunkirchen, Tel. 02247/91810, Fax 02247/8300
▶ Sanpro, Sandweg 8, A-8071 Gössendorf, Fax 43 (0)3135/49656

**Impressum**



*Redaktion:*
Constanze Lüdicke,
Dr. Marion Onodi

*Projektleitung:*
Nicola von Otto

*Redaktionsleitung:*
Dr. Christiane Lentz

*Bildredaktion:*
Gabriele Feld

*Produktion:*
Manfred Metzger (Leitung),
Annette Aatz,
Dr. Erika Weigele-Ismael

*Umschlag:*
Till Eiden

*Layout:*
Wolfgang Lehner

*DTP/Satz:*
Mihriye Yücel

*Druck:*
Weber Offset, München

*Bindung:*
R. Oldenbourg, München

Printed in Germany

Gedruckt auf chlor- und säurearmem Papier

ISBN 3-7787-3896-8

**Über den Autor**

*Dr. Jörg Conradi* studierte und forschte an mehreren Hochschulen und promovierte mit einer Arbeit zur Psychoanalyse. Er beschäftigt sich schon seit vielen Jahren mit Heilpflanzen und ihren Einflüssen auf die Psyche. Von ihm erschienen zahlreiche Bücher und Fachartikel zu Naturheilverfahren.

**Literatur**

*Chevalier, Andrew:* Die BLV-Enzyklopädie der Heilpflanzen. BLV-Verlag. München 1998
*Reid, Daniell:* Handbuch der chinesischen Heilkräuter. Knaur. München 1998
*Schuldes, Bert Marco:* Psychoaktive Pflanzen. Nachtschatten-Verlag. Löhrbach 1995
*Rätsch, Christian:* Enzyklopädie der psychoaktiven Pflanzen. AT-Verlag. Stuttgart 1998
*Wolters, Bruno:* Drogen, Pfeilgift und Indianermedizin. Arzneipflanzen aus Südamerika. Verlag Urs Freund. Greifenberg 1994
*Wolters, Bruno:* Agave bis Zaubernuß. Heilpflanzen der Indianer Nord- und Mittelamerikas. Verlag Urs Freund. Greifenberg 1996
*Zittlau, Jörg/Helfferich, Michael:* Heilpflanzen unserer Heimat. Ludwig Verlag. München 1997
*Zittlau, Jörg:* Gesund und schön mit Kefir. Ludwig Verlag. München 1998
*Zittlau, Jörg:* Grüner Tee für Gesundheit und Vitalität. Ludwig Verlag. 7. Auflage, München 2000
*Zittlau, Jörg:* Gesundheit aus der Kraft der Wurzeln. Südwest Verlag. München 1999

**Leser- und Lieferservice**

Galerie fit & gesund, Mittelweg 19, 20148 Hamburg,
Tel./Fax: 040/4106519, http://www.fit-u-gesund.de

**Hinweis**

Das vorliegende Buch ist sorgfältig erarbeitet worden. Dennoch erfolgen alle Angaben ohne Gewähr. Weder Autor noch Verlag können für eventuelle Nachteile oder Schäden, die aus den im Buch gemachten praktischen Hinweisen resultieren, eine Haftung übernehmen.

**Bildnachweis**

Botanik Bildarchiv Laux, Biberach an der Riß: 2, 22, 35, 50, 68; Fotoarchiv, Essen: Titel/Fond (Andreas Riedmiller); Gettyone Stone, München: 18 (Victoria Blackie), 32 (Tony Hutchings), 42 (Daniel Bosler), 48, 82 (Andreas Pollok), 58 (Charles Thatcher), 64 (Ben Edwards), 72 (Ralf Schultheiss); Image Bank, München: 6 (Yellow Dog Prods); Jump, Hamburg: Titel/Einklinker (K. Vey); Spohn Roland, Uhingen – Holzhausen: 1, 9; Südwest Verlag, München: U4 (K. Newedel), 3 (Ute Schoenenburg); Tunger Matthias, München: 37, 86

## Sachregister

## Rezepteregister